U0251461

Dietary Nutrition in the Genetic Era

基因时代的饮食营养

赖汝和　著

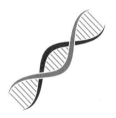

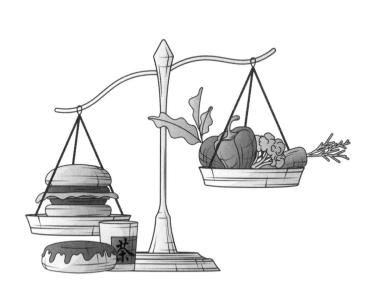

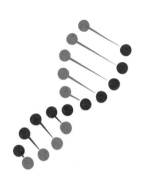

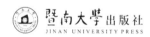

暨南大学出版社
JINAN UNIVERSITY PRESS

中国·广州

图书在版编目（CIP）数据

基因时代的饮食营养/赖汝和著．—广州：暨南大学出版社，2024.5
ISBN 978-7-5668-3834-6

Ⅰ.①基…　Ⅱ.①赖…　Ⅲ.①饮食营养学　Ⅳ.①R155.1

中国国家版本馆 CIP 数据核字（2024）第 001646 号

基因时代的饮食营养
JIYIN SHIDAI DE YINSHI YINGYANG

著　者：赖汝和

出 版 人：阳　翼
责任编辑：曾鑫华　张馨予
责任校对：刘舜怡　黄子聪
责任印制：周一丹　郑玉婷

出版发行：暨南大学出版社（511434）
电　　话：总编室（8620）31105261
　　　　　营销部（8620）37331682　37331689
传　　真：（8620）31105289（办公室）　37331684（营销部）
网　　址：http：//www.jnupress.com
排　　版：广州市广知园教育科技有限公司
印　　刷：广东信源文化科技有限公司
开　　本：787mm×1092mm　1/16
印　　张：10.25
字　　数：163 千
版　　次：2024 年 5 月第 1 版
印　　次：2024 年 5 月第 1 次
定　　价：48.00 元

（暨大版图书如有印装质量问题，请与出版社总编室联系调换）

序一

基因与营养是一个好命题

很多人问我，人的健康是命中注定的吗？健康运可以改变吗？我作为一个从事健康产业三十余年的专业人员，可以负责任地讲，我此生就是为了改变人的健康运而来的！

人类基因谱的绘制证明了基因多态性的存在，而基因多态性是让我们每个人拥有个体体质的关键因素，但它并不能决定我们的健康运。了解基因，通过基因来指导饮食、生活习惯，从而影响基因的表达，就会改变人体体质，最终达到改变一个人的健康运的目的。历经三年新冠病毒的侵扰，人类更加重视健康，同时也意识到健康的个体化差异。在精准营养领域借助基因检测，确切了解一个人的营养需求的技术，历经十余年的研究，也日趋成熟，为整个营养学的发展不仅提供了重要的理论依据，更成为精准治疗的必要手段之一。

赖汝和的《基因时代的饮食营养》是我看到的目前最有实践意义的一本关于基因营养学的著作，汇聚了很多前沿的基因营养技术和营养研究经验。这本书中除了讲到基因检测与精准营养学的关系以外，还提到了食物发酵工艺与食养学。本书以具体的实践案例描述了黑茶、黑大蒜、泡菜等加工食品对养生的价值和意义。这些食品的发酵工艺可以大幅度提升药食两用食材的使用疗效，也蕴含了古人的智慧。关于癌症防治的饮食观点是本书的另一重点，平衡膳食、合理营养不仅可以降低10%的癌症死亡率，更可以预防大部分肿瘤的发生，提高人体自身的免疫力和自愈能力，基因

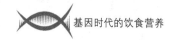

组学的研究有效证实了这一点。文中还系统地论证了肠道菌群对于癌症防治的价值和应用方法，结合基因易感性和基因表达可以更有效地了解癌症发生的过程，在三级诊疗中建立有效的饮食治疗方案。

时光荏苒，认识赖先生已经有 18 个年头了。在这 18 年里，我经常被他的谦虚和好学所感动。在这一路中，我看到他是个十足的实干家，不仅在学术上精益求精，还对饮食健康多有涉猎，取得的成就如此巨大，让我非常钦佩，实在觉得我没有太多的资格为赖先生的大作作序，万分感谢赖先生的邀请。看罢此书，我自己也深受启发，受益良多，它确实是一本好书，为营养学的发展与实践添加了浓墨重彩的一笔。我在这里真诚地推荐给大家，让我们共同了解现代基因技术，了解人类在营养学研究的历史演变。这本书除了给出了基因检测案例以外，还提供了解决方案，相信这本书会成为大家在日常生活中相当重要的一本参考书，同时也会推动精准医学和基因营养学的发展。

最后，我用一句话和大家共勉：拆掉思维里的墙，从整体诠释健康之道。

深圳市营养学会会长
2024 年 3 月 25 日于深圳

序二

爱工作是学术发展的动力

《基因时代的饮食营养》是赖汝和老师爱工作的体现。

在我们药膳专业委员会的委员中，赖老师不是中医院校毕业的专业人士，但因为他热爱配餐工作，一直坚持与中医药膳界的老师交流学习。近年来，赖老师从事基因检测工作，其学术研究更是快速发展。他将营养配餐、中医食疗与基因结合，其学术知识面较宽、实用性较强。这本书具有较浓的学术应用性。

从 2008 年筹备成立世界中医药学会联合会药膳食疗研究专业委员会以来，我一直主持会长工作。十多年来，赖老师一直是专业委员会的活跃分子，连续两届任专业委员会的常务理事、副秘书长。

曾记得，2009 年专业委员会在北京人民大会堂成立后，在 2010 年上海世博会期间召开的第二届学术年会上，赖老师就递交了文章。他从西方营养的量、中医药膳的性，结合人体体质、四时五行理论实践，提出了二十一世纪膳食养生新模式的主张。这个主张充分体现了"天人合一"的理念，让我印象非常深刻，每次读来都有所启示。因此，2018 年我推荐此论文在深圳召开的首届世界食疗与营养大会上进行交流，该论文亦获得与会人员的好评。

专业委员会成员以中医药膳食疗研究、生产、服务为主体，会员遍及全世界各个中医药研究机构、中医院校单位以及专业门类齐全的国际性学术机构。赖老师因热爱配餐，从而走进营养学、中医药膳学领域，最近又

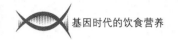

走进基因组学领域。在药食同源、寓医于食理念越来越深入人心的当下，赖老师将自己的学习工作体悟整理出版，把《基因时代的饮食营养》奉献给社会，这也是我们专业委员会的一件好事。尤其是在追求通过食养构建自身免疫力的当下，这更是一本难得的好书。因此，我乐意为这本书送上我和药膳专业委员会的祝福。

世界中医药学会联合会药膳食疗研究专业委员会会长
国家药用植物功能开发国家工程研究中心副主任
2024 年 3 月 4 日

目　录　　Contents

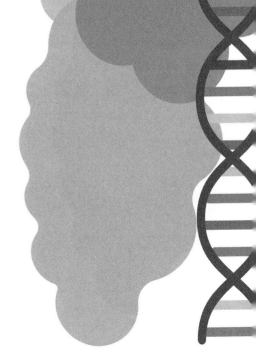

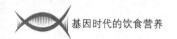

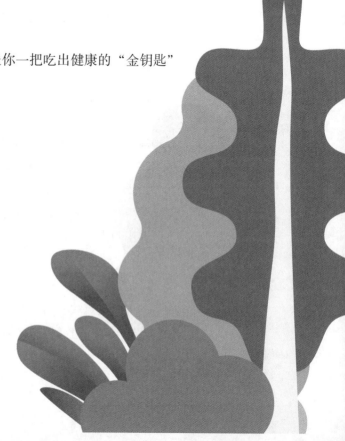

第一章

基因与饮食

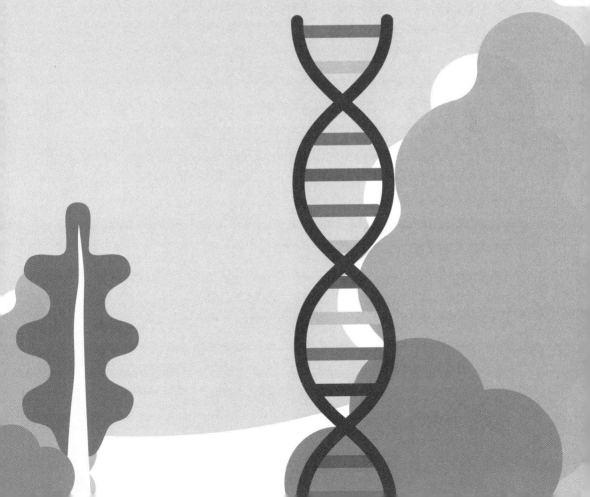

对于美食与健康问题的探讨，不知有多少专家学者付出了汗水与智慧。人类科技的文明，终于让我们在基因中找到了答案。

基因型与基因表型对饮食的启示，让我们把健康的希望前移至食源。

一、精准饮食的基因密码[①]

"精准饮食的基因密码"——营养吸收代谢能力基因检测，按照这个密码指导饮食，可以纠正因饮食不当造成的营养失衡，可以调节饮食习惯以符合自己身体的精准要求。营养吸收代谢能力基因检测可以通过基因表达检测出人体对饮食营养的精准需求。

（一）营养吸收代谢能力基因检测（三年两检）

2020 年 4 月，笔者在广州精科医学检验所进行第一次营养吸收代谢能力基因检测，报告编码为 JKZP19S018098。

（1）吸收代谢能力强的营养物质有 5 项：钙、锌、碘、碳水化合物、乳酸；

（2）吸收代谢能力一般的营养物质有 9 项：维生素 A、维生素 B_6、维生素 B_{12}、维生素 C、维生素 D、维生素 E、维生素 K、叶酸、脂类；

（3）吸收代谢能力弱的营养物质有 2 项：铁、乳糖。

2022 年 4 月 21 日，笔者在广州精科医学检验所进行第二次营养吸收代谢能力基因检测，报告编码为 JKZP19S0183466。

（1）吸收代谢能力强的营养物质有 5 项：钙、锌、碘、碳水化合物、

---

① 本部分来自笔者在广州市精科生命科学研究院的工作论文：《吃出健康的密码：从营养吸收代谢案例探析吃出健康的技术原理》。

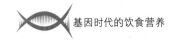

乳酸；

（2）吸收代谢能力一般的营养物质有 9 项：维生素 A、维生素 B_6、维生素 B_{12}、维生素 C、维生素 D、维生素 E、维生素 K、叶酸、脂类；

（3）吸收代谢能力弱的营养物质有 2 项：铁、乳糖。

（二）检测报告提示

该报告提示 11 项营养吸收代谢不均，通过检测发现主要是 rs7501331 和 rs12934922 两个位点突变，降低了 BCMO1 蛋白的活性，导致植物来源的维生素 A 缺乏；8q24.11 位点突变，破坏了 SLC30A8 编码蛋白（ZnT8）的正常功能，降低了 ZnT8 蛋白酶活性，从而降低身体对锌的吸收能力；rs731236 位点突变，降低了钙元素的吸收促进作用，影响胃肠中钙离子的吸收，从而增加人体患骨质疏松、心脏或神经疾病的风险。

（三）营养分析

1. 综合分析

三年两检的检测结果显示其吸收代谢能力呈稳定状态，两次都检测了 21 个基因 16 种营养物质的吸收代谢能力，检测结果都是同样的 5 个强项、9 个一般项、2 个弱项。

建议 1：关注自身是否有以上 11 种营养素缺乏的表现。若有相关症状，可适当增加所缺营养素的摄取，预防由于营养缺乏而产生相关疾病。

2. 弱项目分析

由于乳糖代谢能力的遗传性，中国人群普遍存在乳糖不耐受症，因此针对该项的分析可暂时搁置。

建议 2：避免空腹喝牛奶和短时间内喝大量牛奶，若经常出现腹泻情况，可通过增加乳酸菌饮料的饮用量来调理肠道菌群，促进乳糖代谢。

建议 3：身体对铁的营养吸收代谢能力弱，因此最重要的是防止铁元素的缺乏。铁是人体必需的微量元素。微量元素是指人体内含量低于体重万分之一的元素。必需微量元素是指人体内不能产生与合成的、必须由食物提供的元素。到目前为止，已被确认与人体健康和生命有关的必需微量元素有 14 种，即铁、铜、锌、钴、锰、铬、硒、碘、镍、氟、钼、钒、锡、硅。每种微量元素都有其特殊的功能。尽管它们在人体内含量极低，但它们对维持人体中一些决定性的新陈代谢是必不可少的。微量元素在抗病、延年益寿等方面都起着不可忽视的作用。微量元素吸收过量或不足都会不同程度地引起人体生理的异常或引发疾病。

缺乏铁这一微量元素，第一会影响造血功能。铁是人体合成血红蛋白的主要原料之一。缺乏铁元素会导致血红蛋白合成障碍，继而引发缺铁性贫血；铁元素缺乏会影响其他微量元素的代谢。缺铁会导致锌、钴、镁、铅的代谢障碍。第二会影响血红蛋白的运输功能，血红蛋白的功能主要是输送氧气到各个组织器官的细胞，并把细胞代谢产生的二氧化碳运输到肺部，排出体外。第三会影响酶的合成功能，铁元素是人体内氧化还原反应系统中一些酶及电子传递的载体，也是过氧化氢酶和细胞色素等的重要组成部分。第四会影响调节免疫功能，铁蛋白有调节粒细胞和巨噬细胞的作用，在人体感染时参与营养免疫。铁蛋白同时也是白血病相关的一种抑制物。第五会影响消化吸收功能，铁蛋白具有调节肠道铁元素吸收的功能，供人们呼吸氧气，为人们提供能量，帮助人们消化食物，使人体获得营养。第六会影响能量功能，铁直接参与能量的释放，人体内的肌红蛋白存在于肌肉之中，含有亚铁血红素，也与氧结合，是肌肉中的"氧库"。人运动时肌红蛋白中的氧会释放出来，随时为肌肉活动提供氧气。第七会影响线粒体功能，人体的心、肝、肾具有高度生理活动能力和生化功能，这些器官的细胞线粒体内储存的铁元素特别多，线粒体是细胞的"能量工厂"，因此，如果铁元素代谢弱，首先要防止铁元素缺乏。人缺铁就会发生缺铁性贫血，进而导致免疫功能的下降和新陈代谢的紊乱。

建议 4：铁元素缺乏也很容易导致补铁过量。铁过量会导致中毒、肝硬化、糖尿病以及皮肤褐色色素沉着、心力衰竭等情况发生。研究表明，铁过量危害很大，主要有：①铁过量会引发器官损伤，肝的铁过量会导致肝纤维化、肝硬化、肝细胞瘤；②铁过量会催化自由基的生成，促进脂蛋白的脂质和蛋白质部分的过氧化反应、形成 LDL 不稳定等，参与机体动脉粥样硬化的形成；③铁过量会诱导过氧化反应的增强，导致机体氧化和抗氧化系统失衡，直接损伤 DNA，诱发基因突变，其与肝、结肠、直肠、肺、食管、膀胱等多种器官肿瘤的产生有关。因此，建议日常饮食中适当

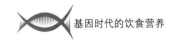

食用铁元素丰富的食物，在出现铁元素缺乏的临床症状时，每日铁元素的摄入量可略高于《中国居民膳食营养素参考摄入量》[①]的推荐摄入量。

3. 强项营养分析建议

笔者基因检测结果显示：钙、锌、碘 3 种微量元素营养吸收代谢能力强，但要防超量。

建议 5：钙、锌、碘 3 种微量元素要防超量。营养组学认为钙、铁、锌等微量元素是竞争性吸收的元素。钙、锌吸收多，铁就会少。比如有些小孩因为个头矮小，家长拼命给小孩补钙，结果造成小孩铁、锌的缺乏。建议注意控制钙、锌、铁摄入的不利因素，防止出现因竞争性吸收造成体内的微量元素不均衡。强项一般都容易出现摄入超量，超量对身体不利。每日钙、锌、碘元素的摄入可参考《中国居民膳食营养素参考摄入量》推荐的摄入量。

建议 6：碘元素营养吸收代谢能力强。碘元素摄入最重要的是防超量。如果摄入的碘过量，会导致人体出现高碘型的甲亢以及免疫甲状腺病和乳头状甲状腺癌。从基因营养角度分析，亚洲人不必刻意补充碘元素。

营养学认为人体空腹食入含碘食物时，碘会 85% 被吸收；肠胃有食物后，对碘元素的吸收程度会大幅度降低，最低可至 15% 左右。有甲亢病史的人群要特别注意碘的摄入量。建议在空腹时尽量少食用碘含量高的食物，以免碘元素摄入过量。

建议 7：碳水化合物营养吸收代谢能力强。针对碳水化合物的摄入，最重要的是防超量。碳水化合物的主要生理功能有：①构成机体的重要物质；②储存和提供热能；③维持大脑功能必需的能源；④调节脂肪代谢；⑤提供膳食纤维；⑥节约蛋白质；⑦抗生酮作用。

碳水化合物饮食建议一：千万不要怕吃碳水化合物。营养组学研究认为碳水化合物的吸收和代谢有两个重要步骤：小肠中的消化和细菌帮助下的结肠发酵。这一认识改变了我们过去几十年对膳食碳水化合物消化吸收作用的理解，难消化的碳水化合物不仅能提供少量能量，最重要的是其发

① 中国营养学会. 中国居民膳食营养素参考摄入量 [EB/OL]. (2022-03-28). https://m.thepaper.cn/baijiahao_17328040.

酵产物对人体有重要的生理价值。

碳水化合物饮食建议二：千万不要吃过多的碳水化合物。膳食中摄入过多的碳水化合物，其会转化成脂肪贮存于人体内，使人过于肥胖从而导致各类疾病，如高血脂等。碳水化合物的比例过高，势必导致蛋白质和脂肪的摄入减少，这也会对机体造成不良后果。热量的过多摄入，会导致体重增加，使人体产生各种慢性疾病。某些碳水化合物含量丰富的食物会使人体血糖和胰岛素含量激增，从而引起肥胖，导致糖尿病和心脏病。

碳水化合物饮食建议三：千万不要不吃碳水化合物，营养组学研究认为脂肪、蛋白质只有在碳水化合物的燃烧过程中才能更加有效地被人体吸收利用。碳水化合物摄入能量占总能量的62.7%~68.3%较为合理。

4. 一般项目营养分析建议

建议8：笔者的基因检测结果显示维生素 A、维生素 B_6、维生素 B_{12}、维生素 C、维生素 D、维生素 E、维生素 K、叶酸、脂类共9项的吸收能力一般。其中维生素 A、维生素 D、维生素 E、维生素 K 是脂溶性维生素；维生素 B_6、维生素 B_{12}、维生素 C、叶酸是水溶性维生素。建议在日常饮食中适当增加这9项营养的摄入量。9项营养素的每日摄入量可略高于《中国居民膳食营养素参考摄入量》推荐的摄入量。

建议9：基因检测结果显示脂溶性维生素4项全部为一般项，水溶性维生素一般项只有4项。维生素不是主要的能量来源，但是维生素是构成身体组织的原料，是一类在物质代谢中起重要作用的调解物质，对机体的新陈代谢、生长发育和健康有极为重要的作用。适当地摄入维生素，不但能够为人体提供所需要的营养，还能够改善人体的免疫功能，促进肠道的蠕动，调节肠胃功能，促进身体的生长发育等。当缺乏维生素时，机体便不能正常运转，就会引起生理机能障碍，导致一些疾病的发生。建议要注意饮食中维生素的摄入，以免造成维生素类营养物质摄入不足。既要注意适当加大植物类维生素营养物质的摄入，又要注意通过动物类食物摄入脂溶性维生素营养物质。水溶性维生素主要存在于蔬菜与水果中，而脂溶性维生素主要存在于动物性食物，如肉类、鱼虾或食用油中。

脂溶性维生素是指不溶于水而溶于脂肪和有机溶剂的维生素，主要包

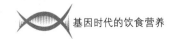

括维生素 A、D、E 和 K，脂溶性维生素 A 在肝脏中最为多见，它可以维持视力正常，促进骨骼生长，增强人体抵抗力和繁殖能力。这类维生素在体内大量贮存，主要贮存在肝脏中。维生素 A，主要是指视黄醇；维生素 D，特别是维生素 D_3，有助于钙的吸收；维生素 E 又被称为生育酚、抗不孕维生素，它是一种高效的抗氧化剂；维生素 K 又被称为抗出血维生素，对新生儿凝血有较好的作用。

建议在日常饮食中适当增加一般项 9 项营养素的摄入，每日 9 项营养素的摄入量可略高于《中国居民膳食营养素参考摄入量》推荐的摄入量。

建议 10：人体比较容易缺乏的元素是钙和铁，其次是碘、锌、硒。人体内铁、铜、锌总量的减少，会影响免疫机制，降低抗病能力，容易导致细菌感染，而且感染后的死亡率较高。值得注意的是，这些微量元素必须直接或间接由土壤供给。建议尽量从食物，尤其是从在土壤中生长的相关植物中摄入均衡的微量元素，以保持体内微量元素的均衡。

建议 11：微量元素在体内的作用：①协助普通元素的输送，例如铁是血红蛋白的一个重要组成部分，血红蛋白之所以能把氧带到全身每一个细胞中，主要是依靠铁元素；②微量元素为酶的活性不可缺少的因子，有些是酶的激活剂，如锌离子能激活肠磷酸酶及肝、肾过氧化氢酶，为胰岛素合成所必需；③参与激素的作用；④一些微量元素能影响核酸代谢，儿童正处于生长发育时期，除了需要更多的碳水化合物、脂肪、蛋白质等营养素外，还需要一定量的铁、锌、铜等。其中铁、锌最为重要。铁的摄入量不足，会导致人体出现缺铁性贫血。轻度缺铁的儿童，注意力会明显降低，进而影响其学习。缺锌会影响儿童的骨骼生长和性发育，表现为食欲减退、味觉不灵敏，身高体重都低于正常的儿童。因此，儿童的饮食一定要多样化，以保证充足的营养。建议要针对自身缺乏情况，及时补充微量营养素，特别是必需的微量元素。

（四）基因、饮食、健康三者之间的关系

二代测序检测技术表明，人体遗传密码（DNA）不会改变，但基因多态性（表达）会改变；膳食因素和基因的多态性与疾病发生的关系密切。基因决定了人体各种营养物质的代谢能力，也决定了人体健康需要饮食营

养供给的程度。

营养是指人体从外界获取需要的、能够维持促进人体生长发育等生命活动的物质。科学研究证实营养与健康的关系重点集中在三个方面：①营养充足是健康的基础；②营养均衡是健康的关键；③营养精准是健康的密码。营养的吸收摄入提倡种属远、品种多的原则，要求人体每天摄入不少于50种营养物质来维持健康状态，不同食物含有的营养成分以及含量不同，因此我们需要摄取多种食物来满足人体的营养需求。充足均衡的营养是指一日三餐所提供的营养必须满足人体生长、发育和各种生理、体力活动的需要，主要有以下几方面的需要：①促进生长发育和智力发育；②增强抵抗力；③提高劳动能力，维持良好的工作状态；④延长寿命；⑤提高国民身体素质。营养精准是指基因由先天遗传因素决定，但是基因的多态性（表达）受后天生活环境因素的影响。其中饮食营养摄入受基因的多态性（表达）影响有规可循。通过营养吸收代谢能力基因检测，将饮食营养与自身基因密码相结合，从而确保饮食营养的精准性，对防止"病从口入"、实现"吃出健康"，以及促进已患疾病的康复，都有重要意义。

我们知道人体是由各种营养素、细胞、组织和器官组合而成的。人一生要靠吃掉约60吨的食物从而为人体的60兆亿至75兆亿个细胞补充营养物质。这些营养物质通过一日三餐进行供给，越符合人体基因的多态性（表达），人体就越健康；反之，则越多病。

因此"营养吸收代谢能力基因检测"是一项基因层面的食养技术，同时也是从饮食营养物质进入人体的本质源头把握健康的现代分子的技术。

二、基因检测与营养分析[①]

世界卫生组织将营养不良定义为：细胞内营养和能量的供给与机体的需要失衡。饮食中必需营养素的缺乏会直接或间接导致多种疾病的发生。

这个定义点醒了因饮食相关性疾病在全球范围井喷式爆发而不知所措

---

① 本部分来自笔者在广州市精科生命科学研究院的工作论文：《基因检测与营养分析案例》。

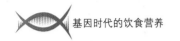

的人们，他们开始尝试"食品即药物"的干预措施；开始尝试医学定制餐、医学定制食品、特殊医学用途处方食品等干预措施；开始将健康的希望前移至"药食同源，寓医于食"。

（一）营养吸收代谢能力基因检测

黄某，55 岁，男，职业为医生，主要病史：7 年糖尿病。

营养吸收代谢能力基因检测报告：

①吸收代谢能力强的营养物质有 9 项，分别为铁、钙、碘、维生素 C、维生素 D、维生素 E、维生素 K、脂类、碳水化合物；

②吸收代谢能力一般的营养物质有 5 项，分别为维生素 A、维生素 B_6、维生素 B_{12}、叶酸、乳酸；

③吸收代谢能力弱的营养物质有 2 项，分别为锌、乳糖。

（二）营养分析（重点）

1. 建议注意碳水化合物和脂类营养物质的摄入

黄某有 9 项营养物质吸收代谢能力强，充分说明其代谢能力很强，这是黄某身体健康的优势。如果黄某能及早掌握其身体状况并加以控制，则会更加有益于其身体健康。但是，黄某在 55 岁后才知道自己的三大产能营养物质中有两项——脂肪、碳水化合物都是强项。虽然说基因代谢能力强与身体产能过剩的相关性不是绝对的，但是，也存在着密切的相关性。黄某产能营养物质中有两项都是强项，可能是其患糖尿病的原因之一。人体产能营养物质过剩很容易导致慢性疾病的产生。建议重点控制碳水化合物和脂肪类营养物质的摄入量，避免因代谢能力强而造成产能过剩，对身体造成伤害。

2. 建议注意三大产能营养物质的均衡摄入

三大产能营养物质都是供给人体活动能量的重要物质。其供能有先后顺序，先由碳水化合物供能，碳水化合物被摄入身体后，经消化吸收转化为糖原，为人体供给活动的能源。碳水化合物供给过量或不足，会升高或降低人体的血糖浓度，对身体造成伤害，进而逐渐演变成慢性疾病。

营养学认为，蛋白质和脂肪在碳水化合物燃烧的情况下才能被吸收。

如果人体碳水化合物供给不足，就会影响蛋白质和脂肪的吸收，对身体造成危害。并且人体会将体内的脂肪酸转化为糖原进行供能，这样不仅会增加人的体内负担，还会影响身体质量，进而逐渐演变成慢性疾病。因此一定要均衡摄入三大产能宏量营养物质。

3. 建议重点注意三大产能营养物质的精准摄入

精准摄入，即按照个人身体基因多态性（表达）的指标摄入。在三大产能营养物质摄入方面，提供相关服务的机构很多。比如华大基因就有"肠道微生物基因检测"。通过检测可以知道自己的"营养素推荐比例"。据了解：杨某（女），经检测，得知自己最佳的碳水化合物、蛋白质、脂肪供能比例为 46.6%、15.1%、38.3%。笔者经检测，得知自己最佳的碳水化合物、蛋白质、脂肪供能比例为 33.3%、29.4%、37.3%。建议亚健康的人群进行"肠道菌群基因"检测，让自己的三大产能营养物质的摄入更适合自身的需要量。

如果不进行精准供给，膳食中碳水化合物过多，就会转化成脂肪贮存于体内，人容易因过于肥胖而产生各类疾病，如高血脂等。脂类摄入过量容易导致肥胖，增加心血管疾病、糖尿病、高血压、某些癌症等慢性病的发病风险。

建议黄某每日按照成年人能量需要量标准的规定摄入三大营养物质。同时，由于黄某对脂肪类和碳水化合物吸收代谢的能力强，建议其就餐时优先食用维生素类食物，将碳水化合物和脂类食物安排在进餐后食用。

《中国居民膳食指南（2022）》推荐的摄入比例为：碳水化合物 50%~65%，脂肪 20%~30%，蛋白质 10%~15%。

4. 建议重点注意微量元素锌的摄入

检测表明黄某微量元素锌吸收代谢能力弱。近年研究发现，微量元素对胰岛素的合成、分泌、贮存、活性以及能量代谢起着重要作用。在糖尿病患者体内，微量元素含量大部分都低于正常值，其中锌、铬、硒三种微量元素在糖尿病患者体内的含量较低，其中锌与糖尿病的发生、发展及并发症的进展都密切相关。

锌是人体正常发育中的必需元素，分布于人体所有的组织、器官、体液和分泌物当中。除铁以外，锌比其他任何微量元素都多。但机体内没有

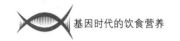

特殊的锌的储存机制，锌在人体内主要以酶的方式存在。

营养学认为，生物利用率排序为动物性食物锌（35%～40%）、植物性食物锌（10%～20%）。应注意人体的吸收率（大多为30%～40%）以及糖尿病患者排出多、控制饮食等情况，还要考虑到人体对其他营养成分的需求量等因素。

营养学认为，在人体中，锌的需要量仅次于铁，为1.8～2.5g。成年人的每日摄入量应该为15～20mg。另外建议黄某关注自己的胃肠是否存在不健康的现象。因为锌这类微量元素是在空肠时被吸收的。

5. 关于一日三餐的综合建议

一是吃好早餐。早餐要尽量吃好，要保证早餐有鱼肉、绿叶菜和主食。

二是吃好三餐。早餐要吃得最好，午餐可次之，晚餐要精简。

三是一日三餐的三大产能营养物质要均衡摄取，缺一不可。

四是一日三餐的品种要多，种属要远，每日最好能摄入25种以上食物。

五是三餐中尽量吃发酵性食品，如泡菜、黑大蒜，豆豉等。

六是三餐中尽量吃坚果，如花生、核桃、开心果等。

七是晚餐后一直到第二天早餐，如果身体可以接受，建议尽量不食用硬质性食物（不含流质食物）。

八是所有食物最讲求新鲜。

九是所有烹饪过程尽量保持食物的本性。

总的来说，建议黄某要关注代谢能力强的9项，不要造成强项过剩，过剩则有害；还要关注代谢能力弱的2项、一般的5项，不要使得弱项和一般项不足，不足也是有害的。关注到位，一般就不会因饮食不当而对身体造成危害。

三、精准营养是维护健康的好方法①

健康，每个人都梦寐以求。

将疾病拒之门外而拥有健康，这是人们一直以来梦寐以求的目标！

据说，公元前 219 年，秦始皇为了永葆健康，派三千童男童女入海寻找长生不老的法门。人类为了永葆健康，从未停止探索的步伐。在探索人体健康密码的过程中，西方诞生了专注于局部病的临床医学——西医；东方诞生了专注于人的整体的医学——中医。东西方为了人类健康，以各自不同的科学文化进行着"路漫漫其修远兮，吾将上下而求索"。

1968 年，瑞典《斯堪的纳维亚国家人民膳食的医学观点》被世界卫生组织（WHO）和联合国粮食及农业组织（FAO）肯定后，相继有 20 多个国家颁布了本国的膳食指南。中国在 1989 年颁布了第一个膳食指南，之后在 1997 年、2007 年、2016 年分别进行了三次修订。1990 年世界卫生组织在报告中推广地中海膳食模式。1996 年美国颁布《食物指南金字塔》。但是，这些膳食指南与模式都是普遍性法则，只是对不同年龄、性别、职业的人的膳食普遍性法则进行了规范。针对个体的精准性饮食法则，一直是人们，尤其是健康工作者探寻的目标。

科学家们在登上月球之后，发现最难解的奥秘还是人类自己。1868 年瑞士杜宾大学细胞实验室的科学家米歇尔发现了核酸，核酸分为脱氧核糖核酸（DNA）和核糖核酸（RNA），DNA 就在核酸中。世界上所有生物的细胞里都含有 DNA。它是遗传基因的本体，支配着生命从诞生到死亡，是生命这个宇宙的第一性物质。人体来源于受精卵，人体除了外伤，所患上的所有疾病都是细胞疾病，都与基因表达相关。这是人类基因组计划提出的认识基础。

人类基因组计划（Human Genome Project，HGP）由美国科学家在

---

① 本部分来自笔者在广州市精科生命科学研究院的工作论文：《精准营养是防治疾病保证健康的不二法门》。

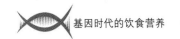

1985 年率先提出，1990 年正式启动。美国、英国、法国、德国、日本和中国的科学家共同参与了这一价值达 36 亿美元、历时 13 年的计划。这一计划旨在对 30 多亿个碱基对构成的人类基因组进行精确测序。这一计划与曼哈顿计划和阿波罗计划并称为三大科学计划。

1999 年 7 月 7 日，中国科学院遗传研究所人类基因组中心注册参与国际人类基因组计划；同年 9 月，国际协作组接受了申请，并为中国划定了所承担的工作区域——位于人类第 3 号染色体短臂上的基因组。人类基因组计划的核心内容是构建 DNA 序列图，即分析人类基因组 DNA 分子的基本成分——碱基的排列顺序，并绘制序列图。中国所负责区域的测序任务由中国科学院基因组信息学中心、国家人类基因组南方中心、国家人类基因组北方中心共同承担，测定了 3.84 亿个碱基，所有指标均达到国际人类基因组计划协作组对"完成图"的要求。这一"生命之书"覆盖了人类基因组的 99.99%。

2003 年 4 月 15 日，美、英、日、法、德、中 6 国领导人联名发表《六国政府首脑关于完成人类基因组序列图的联合声明》，宣告人类基因组计划圆满完成。中国高质量完成了人类基因组计划中所承担的测序任务，表明中国在基因组学研究领域已达到国际先进水平。人类基因组计划测序工作宣告结束，标志着人类获得了第一套完整的 DNA 碱基序列。从此，医学也进入了精准医疗时代。人类开始认识疾病发生的相关性，并从基因中寻找通过饮食营养管理健康的方法。

人类基因组计划查明了人类基因组全部约 10 万个基因，并将其定位在24 个染色体上（一个染色体由一个 DNA 组成），之后破译人类基因的全部遗传密码。人类基因图谱绘制完成后，蛋白质组学、营养基因组学等生命科学进入高速发展的新阶段。

人类基因图谱绘制完成后，人们得知疾病是环境和基因相互作用的结果，我们无法改变自己的基因，但可从基因层面探究病因，并通过改变食物营养因素来影响基因表达，从而改变基因对健康或疾病的影响方式。表观遗传学的研究表明，人的一生大约有 200 个基因会发生突变，良好的生活习惯可以塑造更优良的基因。基因不决定命运，但是生活饮食习惯可以影响基因表达，从而影响健康。营养基因组学研究证明，人体中正常基因分为不同基因型，即基因多态性。不同的基因型对环境因素的敏感性不同，敏感基因型在环境因素的作用下引发疾病的根本原因有三个：①遗传的基因缺陷；②正常基因与环境之间的相互作用；③基因的后天突变。生命稳定变化的多态性主要体现在 DNA 甲基化、组蛋白修饰、非编码 RNA 的调控。

人体营养吸收利用是由人体一系列的组成物质完成的，这一系列组成物质反映在基因水平上，就是人体基因的遗传缺陷、疾病易感性、基因多态性。这一系列组成物质反映在饮食水平上，也就是营养吸收代谢能力。

人体基因表达影响着营养吸收代谢能力，营养吸收代谢能力又影响着营养数与量的吸收代谢；反之，营养数与量的吸收代谢又会影响人体的基因表达。这种相互作用的循环往复关系，决定着人体一系列组成物质的基础。当营养数与量有利于基因表达的要求时，就有利于疾病的防治和健康；当营养数与量不利于基因表达的要求时，则不利于疾病的防治和健康。精准营养就是让健康人群、亚健康人群、疾病人群开展营养吸收代谢能力基因检测，通过解读自身营养吸收代谢的密码，使自身饮食营养符合自身基因多态性，从营养的源头切断疾病的饮食病因，从而真正做到精准营养、预防疾病、保证健康。

人体内组成成分的功能差异通过基因表达实现饮食营养对基因表达的满足。当饮食营养不满足基因表达时，人们即使在营养元素充足的情况下，也难以获得平衡的营养，甚至会出现营养缺乏，从而导致疾病的发生。只有通过基因解码，解读个体基因信息的差异，根据基因的差异调整饮食结构、调节营养元素的组成，才能真正达到预防疾病、治疗疾病的目的，才能真正从根本上消除病根，减少并发症和后遗症。

（一）社区（单位）营养调研项目

1. 研究项目

（1）维生素：①水溶性维生素：维生素 B_1、维生素 B_2、维生素 B_5、吡哆酸 VB6PA5、甲基四氢叶酸 5-MTHF；②脂溶性维生素：维生素 A、25-羟基维生素 D_2、25-羟基维生素 D_3、25-羟基维生素 D，D_2+D_3、维生素 E、

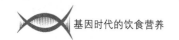

维生素 K_1。

（2）蛋白质：精氨酸、组氨酸、异亮氨酸、亮氨酸、赖氨酸、甲硫氨酸、苯丙氨酸、苏氨酸、色氨酸、缬氨酸。

（3）氨/能量代谢：天冬酰胺、天冬氨酸、瓜氨酸、谷氨酰胺、谷氨酸、鸟氨酸。

（4）神经内分泌代谢中的必需氨基酸衍生物：丝氨酸、酪氨酸。

（5）其他代谢物：丙氨酸、脯氨酸。

（6）微量元素：锌、锰、镁、铜、铁、硒、铬、钴、锶、碘。

（7）重金属元素：铅、汞、镉、砷、铊。

（二）人群营养改善项目

社区是若干社会群体或社会组织聚集在某一个领域里所形成的一个生活上相互关联的大集体，是社会有机体的基本内容，是宏观社会的缩影，是具有某种互动关系和共同文化维系力，在一定领域内相互关联的人群形成的共同体及其活动区域。

现在基因检测技术可以针对社区人群中的维生素、氨基酸、微量元素及重金属水平进行抽样检测，全面分析和评价人群营养健康状况；同时开展膳食调查，构建社区膳食营养数据库，据此制订精准的营养干预改善方案；通过营养智能系统对社区膳食营养监测大数据进行分析，制订精准配餐方案，在营养咨询、营养教育、社区营养师培训等方面提供服务，从而优化膳食结构；同时，根据营养检测大数据制定社区精准辅食营养素补充剂，改善社区人群营养不良的状况，提高其营养健康素养，从源头上提高该社区居民的身体素质。

近年来，国家为了提升人们的膳食健康水平，在加大《中国居民营养膳食指南》宣传力度的基础上，倡导防治结合、以防为主、药食同源、移医于食。但是，饮食营养仍然存在三个方面的问题。一是过于丰富的食物摄入会影响到人体的基因表达，造成人体消化代谢紊乱；二是营养补充剂、代餐等食物仍然还没有办法满足人体个体基因型的要求；三是许多营养性疾病还缺少利用基因表达信息进行干预管理的措施。

总而言之，基因遗传缺陷、基因疾病易感，以及正常基因都可以影响人体对食物的反应。基因多态性状况越差、时间越长，越会造成人体代谢功能紊乱。人体代谢系统功能不健全时，常表现为一种或多种体内代谢物的紊乱。糖代谢紊乱会引起糖尿病，脂肪代谢紊乱会引起高脂血症，尿酸代谢紊乱会引起痛风等，电解质代谢紊乱会引起高钾、低钾血症等。只有结合人体基因多态性，摄入的营养才能被精准吸收和代谢，食物中的营养成分才能被充分利用，满足人体各种生理功能需求，维持人体正常生长发育与健康。因此，要从饮食营养供给的源头防治疾病、保证健康。

四、初探营养基因组学为饮食技术提供的精准性[①]

营养基因组学（Nutrigenomics）是研究营养素和植物化学物质对机体基因的转录、翻译表达及代谢机理的科学，研究营养素和食物活性物质在人体中的分子生物学过程、产生效应，以及对人体基因的转录、翻译表达的代谢机制。其应用范围包括营养素作用的分子机制、营养素的人体需要量、个体食谱的制定以及食品安全等。营养基因组学的深入发展为饮食符合基因表达、造福主体基因提供了有力的技术支持。

（一）营养基因组学为饮食提供了精准的技术

细胞时代主要研究营养素在体内的代谢、生理功能及其对组织细胞的影响。之后分子生物时代的到来为营养学向微观世界发展、探索生命的奥秘提供了理论基础。特别是人类及模式生物的基因组草图、基因组序列图相继绘制完成，为人类阐明基因组及所有基因的结构与功能，揭开生命奥秘奠定了基础。营养科学也由研究营养素对单个基因表达及其作用的分析，转向研究基因组及其表达产物在代谢调节中的作用。在此背景下，营养基因组学应运而生并迅速成为营养学研究的前沿。

[①] 本部分来自笔者在广州市精科生命科学研究院的工作论文：《初探营养基因组学为饮食技术提供的精准性》，后发表在《医学食疗与健康》2018 年第一期"医学食疗研究"专栏，笔者曾在 2017 中国·西安世界中联药膳食疗研究专业委员会第八届学术年会上交流该论文，其后被收录在《2017 中国·西安世界中联药膳食疗研究专业委员会第八届学术年会论文集》。

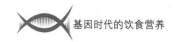

随着基因组学研究的发展以及人类基因组计划的实施，科学界普遍认为疾病多样性、复杂性的困惑现象很可能都是由个体间的基因差异造成的。不少科学家开始从理论和实践两方面入手，更深入地认识基因与饮食间的相互关系，营养学研究也由此迈入了"基因时代"。2000 年提出的一种新的营养学理论，是继药物之后源于人类基因组计划的个体化治疗的第二次浪潮。营养基因组学所涉及的学科有营养学、分子生物学、基因组学、生物化学、生物信息学等，从这个层面上看，营养基因组学是基于多学科的综合学科。

（二）营养基因组学在饮食精准方面的主要研究内容

基因组学技术可以帮助人们确认一些与疾病发生有关的基因，从而建立个性化的食谱，通过调整饮食使人们达到健康的状态。它不仅可以了解食品活性成分对人体代谢途径及体内平衡的影响，还可以了解食品功能成分对不同人体基因多态性敏感的差异。并以此来调节人的饮食，为人们制定最合适的个性化膳食，并可有效地遏制人体内与疾病相关基因的表达。其研究内容主要有以下几个方面：了解食物活性成分如何直接或间接地影响人体基因组结构的变化；探讨膳食因子即营养素对人体基因组造成的影响；探讨哪些慢性或遗传性疾病容易受到膳食因子的影响；依据人体基因多态性的差异，探讨健康人体和疾病患者对不同膳食因子敏感性的差异；根据不同人的营养需求、状态及其自身基因多态性的差异来设计个性化膳食，借此预防慢性疾病。

（三）营养基因组学对饮食技术精准性重点探索的两个方面

近年来迅猛发展的基因组生物技术，包括以检测 RNA 表达的 DNA 微簇列（Microarray）等为代表的转录相关性技术和从蛋白组学探索蛋白质分子的二维聚烯凝胶电泳和质谱分析相关性技术。主要是从转录组学探索监测细胞分子水平，这些营养基因组学技术为精准饮食提供了理论和技术支持。

第一个方面是营养基因组学对饮食精准性研究的三个层次：

（1）揭示营养素的作用机制。通过基因表达效应的变化研究能量限制、微量营养素缺乏、糖代谢过剩或不足等问题；分子生物学技术，能够测定单一营养素对某种细胞或组织基因表达谱的影响；基因组学技术，可以检测营养素对整个细胞、组织或系统及作用通路的影响。高通量的检测能够真正了解营养素的作用机制。

（2）阐明营养需要量的分子生物标记。应用含有某种动物全部基因的 CDNA 芯片研究在营养素缺乏、适宜和过剩条件下的基因表达图谱，将发现更多的能用来评价营养状况的分子标记物。现有的营养需要量均非根据基因表达来确定，仅有极少数是依据生化指标来确定的。今后借助于功能基因组学技术，未来可用 DNA、RNA、蛋白质等不同层次的分子标记物，作为评价营养素状况的新指标，进而更准确、更合理地确定营养素的需要量。

（3）使个性饮食符合主体基因型。目前的营养需要量均是针对群体而言，而未能考虑个体之间的基因差异性。实际上人体基因有 140 万~200 万个单核苷酸多态性（SNP），其中 6 万多个存在于外显子中，这是人体对营养素需求及产生反应差异的重要分子基础。因此，未来将应用基因组学技术研究营养素需求的个体差异，通过基因组以及代谢型的鉴定，确定个体的营养需要量，为膳食影响人体健康提供最前沿的技术支撑。

第二个方面是营养基因组学特别关注的五个要点：

在进行营养基因组学研究时，特别关注以下五个要点：①产生适当的代谢反应需要多少营养素，特别是需要多少宏量营养素；②对于遗传背景不同的人，在复杂的膳食成分下如何获得适量的营养素；③如何将膳食成分同机体代谢的精细和长期调控联系起来；④在现有的分子和基因组技术条件下，如何获得不同人自出生到死亡期间的营养需要的变化量；⑤加工性食品如何符合基因多态性的精准要求。

（四）饮食营养与健康的关系

1. 三大宏量营养过剩与缺乏的危害

（1）蛋白质过量与缺乏。蛋白质过量会增加肝脏及肾脏的负担、增加尿钙的排出，增加血液中低密度脂蛋白与胆固醇的浓度。蛋白质缺乏会导致血清白蛋白降低、必需氨基酸与非必需氨基酸的比率下降、贫血、脂肪

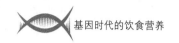

肝、蛋白质热量缺乏症（包括瓜西奥科儿症及消瘦症）、水肿、食欲降低。

（2）脂肪过量与缺乏。脂肪摄取过多易造成肥胖、动脉硬化、大肠癌、乳腺癌等疾病。脂肪缺乏易造成能量摄取不足、必需脂肪酸缺乏或激素分泌不足、细胞膜功能不全、生长迟钝、脂溶性维生素不能被吸收、身体组织结构变弱及器官的保护作用丧失等问题。

（3）碳水化合物过量与缺乏。碳水化合物摄取过量会使其在体内以脂肪的方式储存，是造成肥胖的原因，也是糖尿病及蛀牙的诱因。糖类缺乏会引起热量不足，造成饮食中蛋白质或体内蛋白质分解流失，或脂质代谢异常；严重时可能会引起体重下降、免疫力降低、体内酸碱不平衡、产生酮体，出现酮酸中毒或脱水现象。

2. 营养代谢与健康的关系

代谢是生物体内发生的用于维持生命的一系列有序的化学反应的总称。代谢通常被分为两类：分解代谢和合成代谢。分解代谢可以对大的分子进行分解以获得能量（如细胞呼吸）；合成代谢则可以利用能量来合成细胞中的各个组分，如蛋白质和核酸等。代谢又被称为细胞代谢。代谢是生物体不断进行物质和能量交换的过程，一旦物质和能量的交换停止，生物体的结构和系统就会解体。

比如维生素 D 的代谢原理。维生素 D 主要在小肠被吸收，在胆汁协助下形成乳糜微粒，经淋巴管入血流，与人体自身形成的维生素 D_3 一起转运到肝脏中进行羟化反应，在肾脏中进一步羟化为具有活性的 25-双羟维生素 D，最后转入血循环，分别贮存于肝脏及富含脂肪的组织中备用，并分配到有关器官中发挥其生理效能。维生素 D 与自身形成的维生素 D_3 的主要部分随同胆汁排泄入肠。维生素 D 具有调节钙、磷代谢和促进钙磷吸收的作用。

3. 人体矿物质生理功能

人体组织中几乎含有自然界存在的所有微量元素。碳、氢、氧、氮主要以有机化合物的形式存在，其他元素笼统地被称为"矿物质"或"无机盐"。根据在体内含量的多少，矿物质又可被分为两大类：含量大于体重的 0.01% 者称为"常量元素"或"宏量元素"，如钙、磷、钾、钠、镁、氯、硫，都是人体必需的元素；含量小于体重的 0.01% 者被称为"微量元素"，目前技术水平可检出约有 70 种，其中被确认为人体必需的有 14 种，即铁、铜、锌、锰、钴、铬、钼、锡、钒、氟、镍、硒、碘、硅。矿物质和微量元素的生理功能包括：①构成人体组织，如钙、磷、镁是骨骼和牙齿的主要成分。②维持体内水分的正常分布、酸碱平衡和神经肌肉的兴奋性。③是一些酶的激活剂和组成成分。由于人体的新陈代谢，每天都有一定量的矿物质和微量元素经大小便、汗液、头发、指甲、皮肤等途径排出体外，因此这些流失的矿物质和微量元素必须由膳食加以补充，否则将会影响人体健康。

总而言之，营养基因组学的重要应用是建立营养素需要量。在传统习惯上，营养素需要量是用来估测营养需要量的方法，如平衡实验或因子分析并不适用于所有营养素，尤其是那些具有较强稳态作用，涉及复杂分子调控的营养素。基因组技术将有助于发现大批分子水平上可特异地反映营养素水平的指标，使营养需要量的研究基于更科学的分子机制基础之上。

五、饮食营养与妊娠期糖尿病的调控①

妊娠期糖尿病是指妊娠期首次发生或发现的不同程度的糖代谢异常。随着糖尿病和高龄产妇越来越多，妊娠期糖尿病的发病率也在不断增加。妊娠期糖尿病是孕妇妊娠期 24 周后通过筛查方法才能发现的妊娠期糖代谢异常现象，对母婴危害极大。通过基因检测提早得知妊娠期糖尿病，并进行医学营养干预有着非常重要和积极的临床意义。

（一）妊娠期糖尿病特征

糖尿病孕妇中 80% 以上患的都是妊娠期糖尿病，糖尿病合并妊娠者不足 20%。世界各国报道妊娠期糖尿病的发生率为 1%～14%，我国发生率为

---

① 本部分来自笔者在广州市精科生命科学研究院的工作论文：《基因检测为妊娠期糖尿病防治提供了科学的保证》，笔者曾在 2019 年世界中联药膳食疗研究专业委员会于深圳召开的首届世界食疗与营养大会上交流该论文，其后收录在《2019 年中国·深圳首届世界食疗与营养大会论文集》。

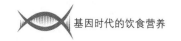

1%～5%，近年有明显增高趋势。妊娠期糖尿病患者的糖代谢多数可于产后恢复正常，但将来患 2 型糖尿病的风险会增加。糖尿病孕妇的临床治疗复杂，母婴都有风险，应该给予重视。

（二）妊娠期糖尿病易感基因检测的特点

1. 更早更安全

适用于孕前和妊娠期检测，不必等到孕 24～28 周才检测，可帮助受检者提前发现自己的妊娠期糖尿病易感性，提早避开不良环境因素，降低不良围产结局的发生率。

2. 更简单更方便

只需要采集口腔脱落细胞或 2～4mL 静脉血，在家等结果即可；不需要喝糖水以及反复抽血检验血糖水平，避免在医院挨饿等待几个小时。

（三）妊娠期糖尿病的风险与危害

1. 风险因素

（1）高龄，35 岁以上高龄孕妇。

（2）肥胖，肥胖是导致糖耐量减少和糖尿病产生的重要危险因素，对于妊娠期糖尿病也不例外。

（3）有基因缺陷或有糖尿病家族史者患妊娠期糖尿病的风险是无糖尿病家族史者的 1.55 倍，一级亲属中有糖尿病家族史者患妊娠期糖尿病的风险是无糖尿病家族史者的 2.89 倍。

（4）本身罹患糖尿病、心脏病等慢性病。

（5）血糖控制不理想，当孕妇血糖控制不理想且出现糖尿病合并肾病情况时，其妊娠高血压疾病发生率高达 54%。

（6）巨大胎儿发生率高达 25%～42%，其原因为孕妇血糖高，胎儿长期处于母体高血糖所致的高胰岛素血症环境中，会促进胎儿蛋白质、脂肪的合成和抑制脂解作用，导致胎儿躯干过度发育。

2. 危害因素

（1）研究表明，与正常产妇相比，妊娠前患有糖尿病的妇女在妊娠 40 周前发生死胎的风险较高。同样，目前大量队列和模拟研究认为妊娠期糖尿病妇女在妊娠 36~39 周时发生死胎的风险较高。

（2）易发生流产和早产，早产发生率为 10%~25%。

（3）妊娠期糖尿病妇女有较高的先兆子痫、肩难产、剖宫产和巨大婴儿的发生风险。该群体可通过血糖控制、治疗来减少风险。妊娠期糖尿病的发生增加孕妇未来发生 2 型糖尿病的风险。

（4）妊娠前患有糖尿病的妇女发生妊娠期高血压疾病的可能性较非糖尿病孕妇高 2~4 倍。妊娠期糖尿病并发妊娠高血压疾病的发生可能与严重胰岛素抵抗状态及高胰岛素血症有关系。

（5）基因突变对妊娠期糖尿病的影响。研究表明，IRS1、MTNR1B、TCF7L2、KCNQ1、KCNJ11、IGF2BP2、GCK、CDKAL1 等多个基因与妊娠期糖尿病的发病密切相关。例如：IRS1（Insulin Receptor Substrate 1）基因编码胰岛素受体底物 1 来发挥其功能，并与胰岛素受体酪氨酸激酶结合，这种结合导致一系列的磷酸化反应，从而调节胰岛素的分泌。基因突变可增加胰岛素抵抗、2 型糖尿病和妊娠期糖尿病发病率。KCNQ1 基因所编码的钾离子通道家族，是膜电位钾离子通道的一个重要分支，且在胰岛中也有表达，能选择性地使 K^+ 通道阻断，刺激胰岛素的分泌，从而参与血糖的调节。

基因突变会影响血糖代谢。许多孕妇孕前并无明显糖尿病症状或未诊断出糖尿病，但由于存在某些基因缺陷，在妊娠后体内分泌发生变化，使妊娠期胰岛素需要量增加，而对那些携带妊娠期糖尿病易感基因的孕妈妈来说，将会出现糖代谢异常，发生妊娠期糖尿病。

妊娠期糖尿病易感基因检测可以在人的身体没有患病症状前，快速而有效地筛查出易患 GDM 的备孕女性或孕妇，可以让受检者提早了解自己的基因缺陷，知道自身患病风险，尽早回避相关风险外因，尽可能地降低发病风险。

（四）妊娠期糖尿病与基因检测

1. 基因检测评估妊娠期糖尿病高风险实际案例

（1）个人信息。

姓名：李某（女）　　　　　　送检单位：×××

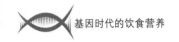

年龄：35　　　　　　送检医生：×××

籍贯：广东　　　　　联系电话：×××

BMI 指数：孕前 27kg/m²　采样日期：2017-06-10

联系电话：×××××××　收样日期：2017-06-12

个人病史：糖尿病病史、高血压病史、肾脏疾病病史、多囊卵巢综合征病史。

家族病史：糖尿病病史、高血压病史、肾脏疾病病史、多囊卵巢综合征病史。

（2）基因检测流程。

检测项目：妊娠期糖尿病易感基因相关的 6 个位点检测。

检测方法：基质辅助激光解析电离离子飞行时间质谱。

检测结果：本次检测结果显示李某的妊娠期糖尿病患病风险较平均人群高 7 倍。因李某的基因存在 5 个位点突变与妊娠期糖尿病发病风险呈正相关。孕妇群体中的妊娠期糖尿病平均患病风险为 1%~5%，李某的妊娠期糖尿病患病风险为 7%~35%。

综合李某的基因检测结果以及个人信息，应用统计学分析计算得到李某的妊娠期糖尿病患病风险为 8%~40%。

（3）基因检测结果：

基因检测位点显示的基因型 GDM 易感性：

MTNR1B rs10830962CG　　1.43↑

CDKAL1 rs7754840GC　　1.45↑

IGF2BP2 rs1470579TT　　0.94

MTNR1B rs1387153CT　　1.87↑

CDKAL1 rs10440833TA　　2.67↑

KCNQ1 rs2237892CC　　1.62↑

注：①本报告结论均为实验室检测数据，仅对报告内所列出的检测基因及位点负责。②本检测产品仅用于评估疾病患病风险，供临床参考，不能作为疾病的诊断依据。③目前数据库样本量尚未达到理想数量，风险预测结果的准确性会随着参与人数的增多而提高。④本报告结果只对本次送检样品负责，如有疑义，请在收到结果后的 7 个工作日内与我们联系。

⑤健康建议：基因检测发现李某的妊娠期糖尿病发病风险较高，然而该疾病受多种因素影响，遗传因素只是其中的一部分，因此做好健康管理，可以预防疾病发生、发展。建议李某平时做好血糖监测，优化血糖控制；平时适当运动、健康饮食、养成良好的生活习惯和积极乐观的心态，同时按孕妇保健手册、孕妇保健注意事项做好健康管理，并按时产检，以确保李某和胎儿的健康。

（五）妊娠期糖尿病早期营养干预

1. 医学营养治疗的目的

医学营养治疗的目的是将糖尿病孕妇的血糖控制在正常范围，保证孕妇和胎儿的合理营养摄入，减少并发症的发生。孕妇一旦确诊为妊娠期糖尿病，医生应立即对患者进行医学营养治疗，并指导其进行血糖监测。

2. 医学营养治疗的基本原则

（1）每日摄入总能量适度：应根据妊娠前的身体质量和妊娠期的身体质量增长速度而定；既应控制糖尿病孕妇每日摄入的总能量，又应避免能量限制过度，妊娠早期应保证不低于 1 500kcal/d（1kcal＝4.184kJ），妊娠晚期不低于 1 800kcal/d。

每日摄入碳水化合物适量。碳水化合物非常重要，摄入量不足可能导致酮症的发生，会对孕妇和胎儿产生不利影响。碳水化合物摄入量占摄入总能量的50%～60%为宜，每日碳水化合物不低于150g，能够更好地维持孕妇妊娠期血糖正常；应尽量避免食用蔗糖等精制糖，选择等量碳水化合物食物时可优先选择低血糖指数食物。

（2）无论采用碳水化合物计算法、食品交换份法，还是经验估算法，监测碳水化合物的摄入量都是血糖控制达标的关键策略。当仅考虑碳水化合物总量时，监测血糖指数和血糖负荷量可能更有助于血糖控制。

（3）每日摄入蛋白质足量：饮食蛋白质摄入量占总能量的15%～20%为宜，能够满足孕妇妊娠期生理调节及胎儿生长发育之需。

（4）每日摄入脂肪适量：饮食脂肪摄入量占总能量的25%～30%为宜。但应适当限制食用饱和脂肪酸含量高的食物，如动物油脂、红肉类、椰奶、全脂奶制品等，糖尿病孕妇饱和脂肪酸摄入量不应超过总摄入能量的

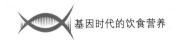

7%；而单不饱和脂肪酸如橄榄油、山茶油等，应占脂肪供能的1/3以上。减少反式脂肪酸摄入量可降低低密度脂蛋白胆固醇水平、增加高密度脂蛋白胆固醇水平，故糖尿病孕妇应减少反式脂肪酸的摄入量。

（5）每日摄入适量膳食纤维：膳食纤维是不产生能量的多糖。水果中的果胶，海带、紫菜中的藻胶，某些豆类中的胍胶和魔芋粉等具有控制餐后血糖上升程度、改善葡萄糖耐量和降低血胆固醇的作用。膳食纤维每日推荐摄入量为25~30g。孕妇在饮食中可多选用富含膳食纤维的燕麦片、荞麦面等粗杂粮，以及新鲜蔬菜、水果、藻类食物等。

（6）每日摄入维生素及矿物质：孕妇在妊娠期中铁、叶酸和维生素D的需要量增加了1倍，钙、磷、硫胺素、维生素B_6的需要量增加了33%~50%，锌、核黄素的需要量增加了20%~25%，维生素A、维生素B_{12}、维生素C、硒、钾、生物素、烟酸的每日总能量的需要量增加了18%左右。

（7）每日应遵循少量多餐的原则。定时定量进餐对血糖控制非常重要。早、中、晚三餐的能量应控制在每日摄入总能量的10%~15%、30%、30%，每次加餐的能量可以占5%~10%，有助于防止餐前过度饥饿。

医学营养治疗过程应与胰岛素应用密切配合，防止患者出现低血糖。膳食计划必须实现个体化定制，应根据患者的文化背景、生活方式、经济条件和受教育程度进行合理的膳食安排和相应的营养教育。

综上所述，经确诊后的妊娠期糖尿病已经对并将继续对孕妇与胎儿健康造成一定的影响。对妊娠期糖尿病高风险人群进行妊娠期糖尿病易感基因检测，可以及早发现孕妇潜伏的糖尿病风险，并进行医学营养调理。基因检测是一项经基础临床研究和大量临床实践证明的好技术，值得广泛宣传和推广使用。

六、从西方精准医学与中医文化两个维度探讨新生儿出生缺陷风险控制的理论与技术①

新生儿出生缺陷发生率逐年升高，精准医学基因检测以及中医食疗调治，都正在转化为临床实践，转化为人民追求新生儿健康的技术支持。强化出生缺陷三级防控体系，加大西方精准医学与中医文化在新生儿出生缺陷防控方面的应用，对于提高出生人口素质和健康水平具有十分积极的意义。

（一）国家和医疗系统对新生儿出生缺陷越来越重视

1. 新生儿出生缺陷风险控制的现状

出生缺陷，即"先天性畸形"，是指婴儿出生前发生的身体结构、功能或代谢的异常。出生缺陷是由染色体畸变、基因突变等遗传因素或环境因素引起的功能异常（如盲、聋和智力障碍等）。

出生缺陷病种繁多，目前已知的有 8 000~10 000 种，分为系统性出生缺陷、结构性出生缺陷、染色体异常出生缺陷、单基因病、多基因病五大类，常见病种包括先天性心脏病、神经管畸形、唇腭裂、四肢短缩、足内翻、脑积水、生殖器异常、胎儿水肿、体腔血管发育异常、多指趾、肠道/肛门闭锁等。

我国常见的出生缺陷有神经管畸形、先天性心脏病、唇腭裂、尿道下裂等。出生缺陷的发生原因十分复杂，有些还不为人类所认识。但主要是遗传因素、环境因素的影响或二者的共同作用。

2. 新生儿出生缺陷发生率还是居高不下

据了解，近年来各级政府对出生缺陷工作非常重视。但是，每年仍然还有不少家庭被卷入新生儿出生缺陷这一终生痛苦的漩涡，出生缺陷率和治疗费还是居高不下。2005 年开始，每年的 9 月 12 日被定为我国"预防

---

① 本部分来自笔者的论文：《从西方精准医学与中医文化两个维度探讨新生儿出生缺陷风险控制的理论与技术》，2019 年 11 月发表在《医学食疗与健康》杂志上。同时，该论文也是 2019 年省级科技项目"微缺失微重复检测技术在生育健康领域的研发与应用"（2017B010136201）课题的结题论文之一。

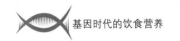

出生缺陷日"。

2007 年，中国疾病防控中心先后三次向社会发出关于开展《妇幼保健遗传检测服务项目》的通知。2009 年中国疾病防控中心发出关于《增补叶酸预防神经管缺陷项目管理方案》的通知，进一步加强了预防新生儿出生缺陷的力度。

2012 年卫生部关于出生缺陷的防治报告显示，我国的出生缺陷率有逐年升高的态势。

3. 新生儿出生缺陷的三级防控措施

临床研究表明，减少出生缺陷的关键在于预防。世界卫生组织规定出生缺陷的预防措施分为三级：

一级预防——孕前咨询和检查。出生缺陷发生在胚胎发育的 3~4 周；发现孕情，就会错过预防机会。因此，预防出生缺陷关键在婚检、孕前的优生遗传检测与咨询。三级预防中一级预防是积极、主动、有效、经济、无痛苦的预防措施，极为重要。

二级预防——产前检查。5 次以上产检，可以筛查出高危孕产妇，对其及时诊断和治疗，可减少患儿出生。

三级预防——新生儿疾病筛查。筛查项主要有苯丙酮尿症、甲状腺功能减退症、先天性髋关节脱位、先天性心脏病及听力障碍等。

（二）精准医学成为新生儿出生缺陷风险控制的希望

1. 基因测序是精准控制出生缺陷的新科技

每一个细胞都带有一个完整的基因组，每一个基因组的任何一个关键突变都可能导致一个细胞的突变。地中海贫血的命名是因为该病多见于地中海沿岸国家。但目前中国成了地中海贫血的高发国。广东和广西都有 10% 以上的地中海贫血基因缺陷发生率。罕见病、出生缺陷在局部地区发生率居高不下。2014 年 6 月 1 日，济南正式启用弃婴岛，仅 10 天内就接收了 106 名婴儿，这说明新生儿的出生缺陷风险控制任重道远，特别是局部地区任务更重。

基因测序是一项运用于产前诊断、遗传病诊断等领域的临床技术，具有精准、安全、无创等优势。基因测序正在以筛查的形式拦截、减少出生缺陷，并逐渐步入正轨。业内人士和专家认为，基因测序在减少出生缺陷等方面前景可期，国家应加大规范和扶持力度，借助基因测序技术"像消灭天花一样，消灭部分常见类出生缺陷"。科学研究证明通过基因检测技术手段，对人体 MTHFR 基因及 MTRR 基因进行检测，可降低出生缺陷，从源头减少盲、聋、愚等出生缺陷的发生。

全国政协教科卫体委员会副主任马德秀说："残疾人的特殊关注，就是通过在源头进行有效控制，特别是用科技的力量来控制出生缺陷以减少残障人群总数。"

2. 基因测序控制出生缺陷的应用现状

基因测序的第一个突破性应用是无创产前基因检测。香港中文大学教授卢煜明在 1997 年就发现了孕妇外周血中存在游离的胎儿 DNA，并发展出了一套新技术来准确分析和度量母亲血浆内的胎儿 DNA，她被誉为"无创 DNA 产前检测"的奠基人。随着基因测序技术的成熟，基因测序成本逐年下降，这提高了基因测序服务的市场渗透率，推动基因测序行业进入高速发展时期。公开数据显示，2018 年全球基因测序市场规模预计将超过110 亿美元，年复合增长率为 21.1%。中国为基因测序年复合增长最快的国家之一。2015 年我国无创产前基因检测（NIPT）的市场规模约为 20 亿元，市场渗透率不足 5%，我国已是目前基因测序行业最具规模的细分市场。随着技术进步、我国居民健康意识的增强、需求的上升、测序成本的降低和监管政策的有序落地，未来基因测序市场渗透率将逐步增长，市场规模将会有大幅的提升。

3. 精科医学可开展的出生缺陷基因检测

精科医学可开展的出生缺陷基因检测主要有孕前常见遗传病基因检测、妊娠期糖尿病、高血压及其与营养代谢的基因检测；胎儿三体综合征、无创产前染色体异常基因检测；新生儿耳聋、儿童安全用药、维生素 D 与钙的吸收、叶酸代谢与钙的吸收，以及新生儿常见遗传病等基因检测。

（三）中医文化对新生儿出生缺陷防控的主张

中医文化认为孕前 10 个月、孕期 10 个月、哺乳期 10 个月的三个 10 个月约 1 000 天，对新生儿出生缺陷预防以及身体健康尤为重要。

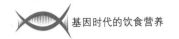

1. 中医文化对成孕的认识

《圣济经·原化篇·藏真赋序章》曰："兹夫妇之义，化毓妙理由是出焉。方其壬之兆怀命门，初具有命门，然后生心，心生血，法丁之生丙也。有心，然后生肺，肺生皮毛，法辛之生庚也。有肺，然后生肝，肝生筋，法乙之生甲也。有肝，然后生脾，脾生肉，法己之生戊也。有脾，然后生肾，肾生骨髓，法癸之生壬也。有肾，则与命门合，而二数备矣。壬者，其一水一石之谓欤？此肾于五脏所以独耦。苟徒知在器有权与准，在物有龟与蛇、在色有赤与黑。……析而推之，一月血凝，二月胚兆，三月阳神为魂，四月阴灵为魄，五月五行分五脏，六月六律定六腑，以之七精开窍，八景神具，宫室罗布，气足象成，靡不有自然之序。"

2. 中医文化对10月孕期饮食的要求[①]

1月妊娠，胎本于肝脏，主养魂魄，喫酸粉以助木味，忌辛辣，肺纳辛，金克木，悲伤肝。

2月亦然，少阳脉养胆合故也。

3月，肺主养心脉，主神，宜加辛酸，肺主于金，藏纳辛，以助金气。食忌苦，心纳苦，主火，火克金故也。

4月，心主养肾，宜增焦，以助火，心主火，藏纳焦苦，勿食咸，肾纳咸，主水故也。

5月，肾主养脾，增咸，少甘，脾主土，克水故也。

6月，脾主养气，加甜，以助土，主脾也。

7月，筋骨养形而能动转，少喫咸，五味相滋，甜淡得所，为此月胎，九窍上下相应也。

8月，形神俱足成，味宜减省，勿食热毒及鸡、兔、猪、狗、牛、马、鸟、雀等伤胎之物，亦作赤瘤，但只听经、近善、处静，生儿寿永多贵。切忌嗔怒。

9月，忌喫诸炙爆、腥臭、鳞蚕之物，及壅毒肥滑粘腑之物，直至月初忌之，恐伤孩儿头脑，乃生下多生恶疮壅毒。

10月，婴儿已生血脉，上下循环，化为乳汁，遍信之道，但根据月次

① 刘昉. 幼幼新书［M］. 白极，校注. 北京：中国医药科技出版社，2011.

调护，自然男女无克罚，筋骨圆满，聪惠寿长，为人易养。

3. 中医文化对 10 月哺乳期饮食的主张

中医文化认为，婴儿离开母体时，五脏六腑成而未全，全而未壮。从出生之日起，每 32 日 1 变，并要经过 10 变，这个过程又被称为变蒸。变，就是改变其情智；蒸，就是蒸其血脉，即长气血、生脏腑、成意智的全过程。婴儿变蒸共有 10 次 5 期。

第一期变蒸：32 日，1 变生肾志，肾与膀胱同为水脏，经络相通，互为表里，共同维持水代谢平衡。肾属水数 1，所以先变蒸，为 1 期，64 日 2 变生膀胱。

第二期变蒸：96 日，3 变生心喜，心与小肠曰主血脉，小肠主化物，经络相通，互为表里，阴阳湿照，小肠化物，心属火数 2，为 2 期，128 日 4 变生小肠。

第三期变蒸：165 日，5 变生肝怒，肝与胆主疏泄，胆汁可以敛肝阳；肝立虚，胆立决断，构成表里。胆肝相连，肝胆相照，肝属木数 3，为 3 期，192 日，6 变生胆。

第四期变蒸：227 日，7 变生肺声，主行水治节宣未，大肠主传导主味。肺立，促进大肠传导，大肠传导有利于肺的，肺与大胆，经络相通，互为表里，肺属金，金数 4，所以第三期先生肺。256 日，接着 8 变，生大肠。

第五期变蒸：288 日，9 变生脾智，脾主运化，胃主受纳，脾以升为化，胃以降为和，脾喜躁恶湿，胃喜润恶躁，脾为阴土，胃为阳土，胃为水谷之海，脾为胃行，脾胃为后天之本，脾属土数 5，为 5 期，320 日，最后 10 变生胃。生胃 10 变后，气入四肢，生牙齿、长碎骨；其后 64 日长经脉，手足受血，故手能持物，足能行立也，口能言，五志喜、怒、哀、思、恐可以表露。有经书说：变且蒸，谓蒸毕，其先天功能才齐而全、全而壮。中医文化根据五行（木、火、土、金、水），把自然界五味（酸、苦、甘、辛、咸）、五色（绿、红、黄、白、黑）和众多的事物属性联系起来，对应人体的五脏六腑。饮食须用相生的五行五色五味食品生旺五脏六腑的强壮，忌用相克的五行五色五味食品克弱五脏六腑的生壮。

综上所述，出生缺陷率在逐年攀升。传统防控固然重要，但是，加快

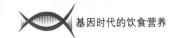

引入精准医学基因检测和中医调治，是当前出生缺陷防控的关键。一方面，要充分运用基因测序在孕前、产前、新生儿等不同阶段的筛查与诊断；另一方面，要充分运用中医认真调理好孕前 300 天、怀孕 300 天、哺乳 300 天的夫妇的身体，造福子孙后代。

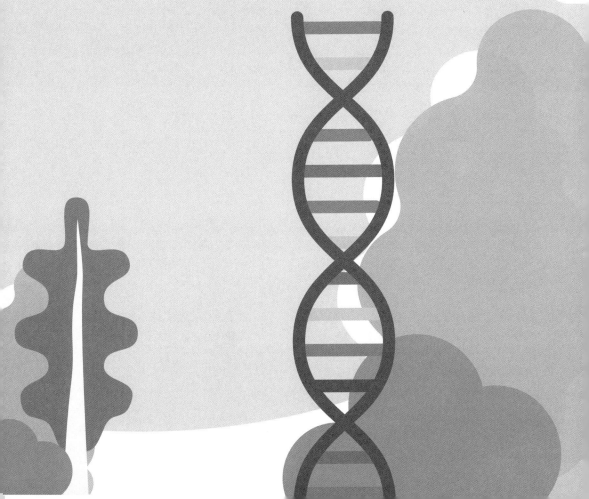

第二章

发酵与食养

　　发酵是在适宜的条件下利用微生物使原料经过特定的代谢途径转化为人们所需要产物的过程。发酵食物在发酵过程中不仅加速了益生菌的生长和代谢，还增加了原本不存在或含量较少的新营养物质。发酵食品正在成为人们提高免疫力、维护身体健康的选择之一。

一、安化黑茶的养生原理——完全发酵[①]

　　黑茶，从牛羊为主食区域专供，走向全面普通消费；从失落路旁无人捡，成为现代生活新贵。其中奥秘与其说是人们在现代化生活中逐渐产生健康问题的客观需求，不如说是安化黑茶药理功能的神奇魅力。其神奇魅力正是完全发酵。安化人把发酵这一传统技术系统地运用到茶叶加工的过程中，让安化黑茶在湿热状态下持续发酵，从而催生微生物和有益菌群。三次发酵和三个方面（茶、微生物、益生菌）相互作用的独特发酵加工工艺造就了安化黑茶完全发酵的特点。完全发酵，不仅可以持续提高安化黑茶的味型与品质，还可以加强安化黑茶的药理功能，更能提升安化黑茶健康饮品的信誉度和美誉度。

（一）安化黑茶持续性三次发酵

　　安化黑茶加工的工艺复杂，加工周期长、工艺独特。安化黑茶是真正

---

　　① 本部分来自笔者的论文：《初探安化黑茶药理特性的源头——完全发酵》，该论文被收录在《2015·中国徐州世界中联药膳食疗研究专业委员会第六届学术年会暨第十一届国际药膳食疗学术研讨会论文集》中，后收录在《东方食疗与保健》杂志中。

　　笔者曾以世界中医药学会联合会药膳食疗研究专业委员会副秘书长的身份，在2014年安化黑茶收藏协会成立大会上，与中国工程院院士刘仲华、安化县中医院副院长王卫国、安化人民医院院长龚育凡，从各自研究方向讲述安化黑茶的养生特点。学术交流后，笔者被安化黑茶收藏协会聘为名誉会长、营养顾问。本部分被收录于《安化黑茶养生与品藏》第四章"安化黑茶养生与保健论文"中。

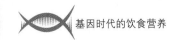

意义的完全发酵茶，其发酵工艺按顺序可分为三次发酵。

第一次发酵——鲜叶杀青（渥堆发酵）。渥堆发酵 1~3 天，根据温度、湿度不同，发酵时间也不同。此时，益生菌体（冠突散囊菌，下同）参与发酵，再将茶叶烘干变成毛茶。第一次发酵也被称为前发酵，前发酵就是安化黑茶的独特工艺，其他茶叶没有这道加工工艺。

我们知道刚采下的芽叶由于水分含量高，芽叶鲜活膨胀，在杀青过程中，鲜叶中的氧化酶活性受到高温的破坏而钝化，抑制了茶多酚等酶促氧化反应。蒸发鲜叶部分水分，茶叶变软，便于揉捻成形，同时茶叶散发青臭味，促进良好香气的形成。芽叶水分大量消散，使其弹性、硬度、重量和体积大幅降低和减少。细胞的水分大量消散，借着酵素的催化作用，发生复杂的化学变化，形成茶叶特有的香气、滋味及汤色的物质成分。

在黑茶制作中，制茶师傅在鲜叶杀青后马上趁热揉捻，不解块就趁热成团堆积发酵，即渥堆。渥堆是制茶师傅智慧与灵巧手艺的结晶，制茶师傅以此控制杀青及发酵程度的轻重。

渥堆湿发酵是黑茶与红茶加工工艺的显著区别。红茶在加工初期进行了杀青和炒青，即钝化了茶叶中的二氧化酶，但在后面的加工中，只有黑茶进行了渥堆湿发酵。渥堆湿发酵产生了微生物，继而产生二氧化酶，再与茶叶中的茶多酚发生氧化反应。因此黑茶会呈现出浓重的色感、味感。渥堆使微生物和益生菌体等持续参与发酵，一直发生作用，因此黑茶随着时间逐渐变性、发酵、升华，使黑茶具有收藏价值。关于黑茶的收藏价值，刘仲华院士曾这样告诉大家："黑茶贮藏过程中有三个化学成分会明显变化——两升一降。4-乙基-1，2-二甲氧基苯、水杨酸甲酯、2，6-二叔丁基对甲苯酚随着贮藏时间的延长而提高，而1，2，3-三甲氧基苯随着贮藏时间的延长而降低。这种两升一降的香气变化，为黑茶陈年茶的独特香气变化的指示剂。"

第二次发酵——加工（汽蒸）发酵。黑毛茶在被加工成产品时，要先发酵，再用蒸汽蒸软压成砖茶；在用蒸汽蒸软成形的过程中，茶叶中水分含量很少，但不是马上被烘干，而是被放进发酵车间继续发酵 20 天左右（千两茶则被日晒夜露七七四十九天以上），自然干燥。

汽蒸后，黑毛茶不含初制过程的多酚氧化酶。但是，在发酵过程中多酚氧化酶会出现。在进入发酵工艺的第 6~9 天，纤维素酶有一个大活跃期，在第 9 天达最大值，果胶酶在第 12 天达最大值。黑茶在变成成品的过程中，因为有益微生物的参与，整个过程再次慢慢发酵，其品质也得到了提升。

第三次发酵——深度储藏（自然）发酵。经过 30 多道工序的二次发酵，加工制成紧压状态的黑茶继续在储藏中发酵。这个就是深度储藏（自然）发酵。黑茶经过两次发酵后，储存时就会自然深度地继续发酵，这就是黑茶区别于其他茶类的地方。黑茶在储藏中，茶叶在以冠突散囊菌为代表的有益菌群作用下，其大分子变成小分子。只要储藏方法正确，黑茶的年代越久，品质就会越高，药理功能就会越突出，也就越受人们喜爱。茶叶经过三次发酵，其中的蛋白质、茶多酚、氨基酸逐渐接近消失，但它的药理性质也在逐渐增强，这就是发酵的作用。茶叶中分离出参与茶叶发酵的酵素叫"多元酚氧化酵素"，这种酵素能催化多元酚类的氧化作用。茶叶发酵所产生的化学变化是复杂且漫长的。黑茶以微生物活动为中心，通过生化活动（胞外酶）、物化动力（微生物热力），以及微生物自身代谢的综合作用，进一步将自身的风味与品质升华。

（二）安化黑茶的三大生化作用

一是酶促作用，在杀青过程中未完全钝化的酶在渥堆过程中起主要作用。鲜叶经过高温杀青，使大多数酶蛋白变性而失活。虽然杀青后有相当一部分过氧化物酶残余性存在，但是渥堆 24 小时后，其活性就逐渐消失。因此，依靠过氧化物酶来催化茶叶内的含氧化物作用十分有限，但多酚氧化酶、蛋白酶、纤维素酶、果胶酶及其同工酶的活性在渥堆 12 小时后有明显的增加。这些酶就是微生物代谢过程中含的胞外酶。在这些胞外酶的酶促作用下，内含物质发生了剧烈的生化变化，形成了一系列新的物质成分，这对黑茶品质的形成有着十分重要的作用。

二是微生物作用，茶在渥堆过程中会产生大量微生物，并在其代谢过程中释放胞外酶，使内含物成分发生转化、降解等。在渥堆过程中，由于温度和湿度比较适中，适宜许多微生物生长，从渥堆开始至 30 小时前后，微生物数量呈迅速增长趋势，并在 30 小时前后达到高峰，然后下降，而真

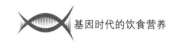

菌数量则随着渥堆时间的增加而增加。微生物在代谢活动中为满足自己对碳、氮的需求，会分泌胞外酶，这些酶能够分解、转化茶叶中的萜烯、蛋白质，形成各种滋味和香气物质，这对黑茶的品质提升十分重要。

三是湿热作用。其他黑茶是在含水 15% 左右时进入渥堆，只有安化黑茶是在含水 75% 左右就进入渥堆，湿热贯穿于整个加工过程。由于微生物的大量繁殖，其呼吸代谢释放的热量导致渥堆叶不断升温，温度与微生物总数量间的关联度达到 0.995 6。叶温升高，一方面，加快了微生物酶促反应速率，为其提供了物化动力——微生物热力；另一方面，微生物呼吸作用增强，导致渥堆叶内水分相应增加，从而加大了湿热作用。也就是说，渥堆过程中湿热作用所发生的理性变化是黑茶品质基础形成的重要环节。微生物的繁殖需要一定的湿热环境，湿热作用进一步催生微生物的繁殖，而湿热作用的加剧又离不开微生物的作用。一方面，微生物呼吸放热加剧湿热；另一方面，微生物分泌胞外酶、有机酸等，使内含物质发生酶促氧化、分解。因此，三种作用在发挥各自作用的同时相互影响、相互促进、相互转化。这就是安化黑茶完全发酵的机理。

（三）安化黑茶的三个药理功能

安化黑茶经三次发酵所产生的以湿热作用为载体、以有益菌种为代表的三大物质作用，形成了安化黑茶独特的药理功能，现只简述主要的三个方面。

1. 消解体毒

安化黑茶一直是以牛羊为主食的国家和地区的饮品之一。牛羊脂肪为大分子脂肪，热能丰富但极不易消化。安化黑茶能促进胃液分泌，激活消化酶，特别是能激活胃蛋白酶和胰蛋白酶对脂蛋白的酶解。黑茶能消除动脉血脂上胆固醇的沉积，溶解脂肪并促进脂类物质排出。黑茶发酵形成的冠突散囊菌具有吞噬、排除老化细胞和异化物的作用，并能提高特异性细胞 T 淋巴细胞的杀伤力，还能激活酶原活性蛋白质系列，配合吞噬细胞提升消解体毒能力。黑茶还能清热利尿，消炎解毒。

2. 抑制突变

安化黑茶可抑制脂肪的聚集，改变血脂状况，抑制动脉硬化发展以及动脉硬化损伤时泡沫细胞中胆固醇的沉积，激活低密度脂蛋白，促进甘油三酯水解，降低低密度脂蛋白水平，促进高密度脂蛋白合成，以及激活脂肪蛋白信号转导。

黑茶的多酚羟基类物质能保持人的血液平衡，增加白细胞数量，降低电子时代放射物质对人的影响；能明显阻碍有致癌作用的亚硝胺合成，同时保证人体内正常的 DNA 不受损伤，能有效抑制癌细胞 DNA 的合成，促使癌细胞 DNA 断裂，激活酶活性，抑制癌细胞生长与突变。对此，湖南安化县中医院副院长王卫国在其著作《安化黑茶养生与品藏》中说："湖南农业大学采用现代药物筛选的尖端技术——高通量筛选技术对安化黑茶进行肿瘤细胞模型 SGC7901 的高通量研究，证明安化黑茶对肿瘤细胞有明显的抑制作用。"

3. 改善代谢

食物在小肠段经过各种酶及胆汁酸盐的作用，被分解为甘油、脂肪酸。中短链甘油经肠黏膜吸收，再由门静脉入血；长链甘油经肠黏膜再合成甘油三酯，与载蛋白、胆固醇等由淋巴入血。经过发酵酶化的黑茶，含有丰富的多酚类以及氧化产物。这些产物通常被称为脂肪酶。脂肪酶能溶解脂肪、活化蛋白酶，加快脂肪分解进程，降低脂肪吸收速度与减少体内脂肪，从而改善脂代谢异常状况，提升人体脂代谢能力。

食物中的糖类物质的主要作用是供给能量。糖代谢的中心问题是维持人体血糖浓度的相对恒定。糖代谢异常会造成血糖过高或过低，引发全身性疾病。黑茶的茶多酚类物质具有类似胰岛素作用的酶，对人体的糖代谢有调节作用。关于黑茶与血糖，刘仲华院士在《安化黑茶的保健养生功效与鉴藏价值》一文中说："我们实验室在制造糖尿病模型的时候，通过给小白鼠吃药物，来制造高血糖和糖尿病的模型，使它出现多尿、多饮、多食、身体消瘦症状，就是'三多一少'。在制造糖尿病小白鼠模型时，如果用安化黑茶去干预它，会发现小白鼠糖尿病模型的症状明显改善。安化黑茶可以控制动物血糖升高转化为糖尿病，这是我们在做动物实验时的一个惊喜发现。"

可以看出，所有黑茶都是发酵茶，只是发酵程度不同。安化黑茶经三次发酵，特别是经湿热作用，进一步催化微生物和有益菌体的持续后发

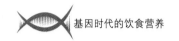

酵，这使安化黑茶形成比其他茶类更丰富的多酚类、多糖类物质，还使其分解出更多的可食纤维和肽类物质，形成多酚氧化酚、蛋白酶、纤维酶、果胶酶等酶类物质和以冠突散囊菌为代表的菌类群体。这些茶的营养物质发生相互作用，使安化黑茶呈现出独特的药理功能。

二、从细胞营养学探讨黑茶的养生特性[①]

细胞营养学是以营养医学理论与技术为基础，以细胞营养为核心，研究调理和激发细胞功能、细胞营养与疾病预防关系的综合性学科。细胞是身体最小的生命单位，细胞通过饮食摄入需要的、适量的营养，从而增进细胞的生长和修复，使细胞具有较强的免疫力。

（一）细胞营养学的起源与发展

1. 细胞学的起源与意义

细胞学说是 1838 年至 1839 年间由德国的植物学家施莱登（Schleiden）和动物学家施旺（Schwann）提出的，直到 1858 年才发展成较完善的新学说。它的主要内容是：①细胞是有机体，一切动植物都是由单细胞发育而来，生物是由细胞组成的；②所有细胞在结构和组成上基本相似；③新细胞是由已存在的细胞分裂而来的；④生物的疾病是细胞机能失常导致的；⑤细胞是生物体结构和功能的基本单位；⑥生物体通过细胞的活动实现其功能。

经研究可知，人体含水 55%～61%、蛋白质 15%～18%、脂类 10%～15%、无机盐 3%～5%、糖类 1%～2%。蛋白质、脂类、糖类等都是极复杂的大分子，它们的种类也很多。比如蛋白质，在自然界估计有 100 多亿种，人体内的蛋白质有 10 万余种。这些大分子家族，其实是由几种基本单元构

---

① 本部分来自笔者在安化黑茶收藏协会的工作论文：《从细胞营养学探讨黑茶养生原理》，收录在《安化黑茶的养生与品藏》第二部第四章"安化黑茶养生与保健论文"中。

成的。蛋白质由氨基酸构成，糖类由单糖构成，脂类由甘油和脂肪酸构成。这些小而简单的分子，在人体中按基因序列的规律互相连接，依次形成生物大分子，再组成细胞的结构、组织和器官，最后在神经体液的沟通和联系下形成一个有生命的整体。

细胞学说是关于生物有机体组成的学说，论证了整个生物界在结构上的统一性，以及在进化上的共同起源。这一学说的建立推动了生物学的发展，并为辩证唯物论提供了重要的自然科学依据。革命导师恩格斯曾把细胞学说与能量守恒和转化定律、达尔文的自然选择学说并誉为19世纪最重大的自然科学发现。

2. 从人体生命的源头认识健康

（1）细胞是什么？其要义有四个方面：第一，人是由40万亿~65万亿个细胞组成的，细胞是人体最基本的单位，是人体生命的源头。第二，细胞主要是由营养素组成的，人一生中要吃掉约60吨食物，食物里的营养素是细胞滋养的主要来源。第三，人体健康的本质和源头就是细胞健康。第四，所有细胞都至少有一个细胞核，细胞核是调节细胞生命活动，控制细胞分裂、分化、遗传、变异的中心。

（2）人体所有细胞来源于受精卵。人体所有细胞都是由同一个细胞发育而来的，这个最初的细胞叫做受精卵，其直径为200微米左右。受精卵慢慢长大，从1个变为2个，2个变为4个，4个变为8个，就这样成倍成倍地增加，最后分裂成有40万亿~65万亿个细胞的集合体，这就是身体的由来。

（3）细胞分裂次数说明，肠黏膜细胞的寿命为3天，肝细胞寿命为150天，味蕾细胞寿命为10天，指甲细胞寿命为6~10个月，而脑、骨髓、眼睛里的神经细胞寿命有几十年，同人体寿命几乎相等。血液中的白细胞，有的只能活几小时。在整个人体中，每分钟有1亿个细胞死亡。人体细胞大约每2.4年便更新一代。经实验发现，人体细胞在培养条件下平均可培养50代，人的平均寿命应为2.4岁×50＝120岁。

3. 细胞营养学的主要发展历程

营养学是生命科学的一个分支，是研究如何选择食物，以及食物在人体的吸收、利用、代谢以及维持生长、发育与良好健康的科学。营养学的

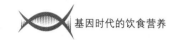

发展被分为三个阶段，第一阶段是发现食物中的各种营养素，预防与治疗营养不良，由此诞生了人类营养学和食品营养学。第二阶段是研究营养素如何促进健康、增强体质，营养与疾病的关系，以及如何调整膳食来预防疾病的问题，由此诞生了免疫营养学、临床营养学。第三阶段是研究营养与生命最小单位——细胞的关系，探索营养素与膳食对基因表达的影响，研究营养素对慢性退化性疾病的预防，这一阶段的研究开辟了分子营养学即细胞营养学的新篇章。

（二）从当前人体细胞营养主要状况认识黑茶养生功能

1. 细胞营养的两个方面问题

当前，人体细胞营养主要状况呈现两个方面的问题。一是三大产能营养物质过剩、微量营养不足。二是高蛋白、高脂肪、低酶元素的不平衡。脂肪、蛋白质、碳水化合物三大产能营养物质过剩，成了人们体内的负担，造成了当前高血脂、高血糖、高血压等慢性病井喷式爆发的局面。再加上，微量营养矿物质和维生素的摄入不足，又进一步加剧能量过剩的危害。同时，高蛋白高脂肪营养摄入，使人们体内的活性氧增高。生物体内不断代谢会产生过量活性氧，活性氧过量积累就会对脂质产生氧化作用，造成脂质过氧化。低酶元素摄入，致使高蛋白高脂肪不能很好地被吸收利用，进一步加速了体内活性氧和毒素积累，加速了人体疾病或衰老的出现。

2. 现代人血管的四个隐患

血管是人体重要器官。人体摄入的食物营养会通过遍布全身的血管，把经过代谢吸收的营养素输送给身体组织细胞。细胞营养的两个方面问题致使血管出现四个隐患：一是血管又脆又硬，二是血管阻塞，三是颈动脉斑块，四是静脉曲张。血管的四个隐患最终会祸害细胞、损害人体健康。

人体细胞营养的两个方面问题以及血管的四个隐患，是当前影响人们健康较为突出的问题。黑茶生长在世界冰碛岩最集中、最大量的地区，这使其具有丰富的矿物质。黑茶独特的生长自然条件，使其具有丰富的维生素，再加上深度发酵工艺，使黑茶拥有了丰富的酶活性物质。

茶叶酶类物质主要有蛋白酶、淀粉酶、多酚氧化酶、过氧化物酶、抗坏血酸氧化酶等。安化黑茶酶类物质是经特殊的渥堆工艺而产生的多种酶，主要有多酚氧化酶、淀粉酶、过氧化物酶、抗坏血酸氧化酶、纤维素酶、果胶酶、蛋白酶、糖化酶等。安化黑茶的酶类物质不仅可以改善茶叶品质，也可以激活人体消化道中各种酶的活性，从而达到调理肠胃、促进消化、促进代谢、降血脂的作用。关于安化黑茶的活性物质，植物功能成分利用国家工程技术研究中心主任刘仲华主持并入选 2016 年度国家科学技术进步奖的"黑茶提质增效关键技术创新与产业化应用"项目，研究探明了不同黑茶化学物质组成的特征差异，鉴定了以儿茶素及其氧化产物、黄酮苷、原花青素、有机酸、嘌呤碱为主体的 92 种黑茶的活性成分，发现黑茶可以抑制与脂肪酸合成密切相关的基因表达，增强与脂肪酸分解相关的基因表达，激活 AMPK 酶，增加葡萄糖转运蛋白质的活力，改善胰岛素抵抗，有效调控糖脂代谢。

值得关注的是，安化黑茶中采用特殊工艺培育的金花——冠突散囊菌，能分泌淀粉酶和过氧化酶，催化茶叶蛋白质，使淀粉酶转化为单糖；催化多酚类化合物氧化，使其转化成有利于人体吸收的物质。冠突散囊菌这种金花，属于散囊菌目发菌科散囊菌属的一种真菌。这种真菌是评价黑茶品质的重要指标，是滋养人体细胞不可多得的有益物质。

（三）未来细胞营养学发展方向

1. 个性饮食营养符合主体基因型

个性饮食营养符合主体基因型，这是细胞营养学逐步深入研究后面临的首要任务，是未来真正实现精准营养、从细胞吸收营养适合性的源头维护健康的新领域。无论是当前的营养需要量，还是营养金字塔，都是针对群体而言，而未能考虑个体之间的基因差异性。实际上人体基因有 140 万~200 万个单核苷酸多态性（SNP），其中 6 万多个存在于外显子中，这是人体对营养素需求及产生反应差异的重要分子基础。因此，未来将应用基因组学技术研究营养素需求的个体差异，通过基因组成以及代谢型的鉴定，确定个体的营养需要量。这是细胞营养学进化成为未来基因营养学，为人体健康提供最前沿的精准营养的技术支撑。

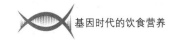

2. 营养与基因之间的关系

研究表明饮食营养不能更改基因，但可以影响基因表达，从而使基因发生变异。基因营养学就是通过基因表达效应的变化研究能量限制、微量营养素缺乏、糖代谢、脂代谢等问题；通过基因组学技术检测营养素对整个细胞、组织或系统及作用通路上的影响；通过高通量的检测真正了解营养素的作用机制；通过功能基因组学技术，从 DNA、RNA 到蛋白质等不同层次的分子标记物，评价个性营养素状况，从而更准确、更合理地定制符合个体基因型的营养方案。

也就是说，基因营养学是研究营养分子和基因反应之间关系的学科。基因营养学的目的在于精准饮食以更好地适应个体基因型及基因表达。根据个人的基因特点制定食谱、补充特定的营养成分，以弥补基因变异给健康带来的负面影响，防止某些基因突变或改变基因的活动情况，以预防疾病、延缓衰老、促进健康。

科学家和研究人员已经开发出一种方法——使用棉签在口腔内摩擦几秒钟就可收集到人所有的 DNA 样本。研究人员可借此做出完整和准确的分析，以定制出符合个体基因型的个性化营养方案。这是一个全新领域，可以让人类充分享受到科技对健康的好处，它甚至可以根据每个人的基因型定制以营养摄入为主体的生活方式来预防疾病。

3. 黑茶的精准饮用

在黑茶发酵过程中，植入适合人体肠道菌群特点的益生菌，让饮用的黑茶符合主体基因型，符合细胞的营养需求，更加有利于健康。在这方面，许多生物科技企业已经进行了许多有益的探讨与实践，并开发出植入益生菌的益生菌黑茶。笔者自信地感觉到，未来会有越来越多符合主体基因类型的益生菌黑茶服务社会大众。比如植入嗜酸乳杆菌和双歧杆菌的益生菌黑茶，能有效干预脂代谢，协助减脂减肥，改变人体因脂肪过剩影响健康的状况。

总而言之，细胞营养学的发展历程揭示了人体细胞吸收营养的基本通路。从当前人体细胞营养的主要状况，笔者看到了安化黑茶独具的养生功效。从细胞营养学的发展方向，笔者看到了个性黑茶符合主体基因类型，从饮品的源头有益身体健康的希望！

三、发酵工艺造就了黑大蒜的食养特点①

（一）发酵的由来

发酵，广义是通过微生物的培养使其多种特定代谢产物或菌体本身大量积累的过程；狭义是厌氧微生物或兼性厌氧微生物在无氧条件下进行能量代谢并获得能量的一种方式。

发酵，是微生物的一种化学变化，如细菌和真菌在一系列酶的作用下分解有机物，并大量生成和积累代谢产物的生物变化的生化过程。

（二）发酵理论的主要发展历程

发酵理论的发展历程主要有三个阶段。一是微生物形态学发展阶段：1665 年，英国科学家罗伯特用他的显微镜观察到软木片的细胞结构；1676 年，荷兰科学家列文虎克创造了能放大 266 倍的原始显微镜。二是微生物生理学发展阶段：前期以科赫的细菌学诞生、根瘤菌、无酵菌压汁酶功能的发现和巴斯德证实发酵由微生物引起为代表；中期，1870 年巴斯德发现微生物之间有相互抑制的作用，即拮抗作用，1880 年单种微生物的分离和纯培养技术建立；1897 年，德国化学家毕希纳阐明了发酵的化学本质。三是分子生物学发展阶段：1953 年沃森和克里克发现了 DNA 双螺旋结构，极大促进了微生物遗传学及育种技术的研究，促使微生物学成为十分热门的前沿学科。发酵工程成为生物工程中较成熟的在用技术。

（三）发酵工业的主要发展历程

发酵工业的发展历程主要有五个转折点。第一个转折点——微生物纯种分离培养技术的建立。这时期，微生物纯种分离培养技术开创了人为控制微生物的时代，为减少腐败、实现无菌操作奠定了基础；简便密封式发

---

① 本部分来自笔者的论文：《发酵工艺造就了黑大蒜的神奇药效》，该论文被收录在《2015·中国徐州世界中联药膳食疗研究专业委员会第六届学术年会暨第十一届国际药膳食疗学术研讨会论文集》中，后发表在《东方食疗与保健》的"理论研究"专栏。

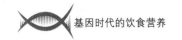

酵罐的发明为提高发酵效率稳定产品质量奠定了基础。第二个转折点是通气搅拌，如氧发酵工程技术的建立。20 世纪 40 年代，"二战"爆发，对抗生素发酵工业的需求加大，深层通气培养法及整套工艺被成功研发出来，涌现出有机酸、酶制剂、维生素、激素等发酵产品，实现了大规模生产的良好局面。第三个转折点是人工诱变育种和代谢控制发酵工程技术的建立。这时期，人们通过人工诱变维生素，选育高产菌株，生产出大量目的性产物，此技术在氨基酸生产上获得巨大成功。第四个转折点是发酵连续化自动化工程技术的建立。这时期，发酵生产工程在大型、多样连续和自动化等方面有极大的发展，发酵过程基本参数含量均可自行控制和记录。第五个转折点是微生物生物合成和化学反应合成相结合工程技术的建立。这五个方面构成并促进了中国发酵工程发展的动力。

（四）黑大蒜的发酵机理与营养特点

1. 黑大蒜的发酵过程

（1）大蒜选取—酵素激活（10 天）—中温发酵（30 天）—高温熟成（90 天）—成品包装。

（2）发酵后的黑大蒜，不仅没有失去原有功效，还增加了 6 个方面的功效。①多酚量增加 10 倍；②游离氨基酸增加数倍；③新生成 S-烯丙基半胱氨酸；④水溶性含量与抗氧化力增加 10 倍；⑤脂溶性含量增加 29 倍；⑥水分和脂肪含量降低，微量元素、蛋白质、糖分及维生素含量增加 2 倍以上。

2. 黑大蒜的生理功能

黑大蒜具有杀菌消毒、抗肿瘤、预防心脑血管疾病、调节血糖水平、保护肝脏、健脑益智、抗衰老、增强免疫功能、促进毛发增长、清除自由基、提升前列腺活性水平等营养功能。黑大蒜集 100 多种药用和保健成分于一身，其中含硫挥发物 43 种，硫化亚磺酸（如大蒜菱）酯类 13 种，氨基酸 9 种，肽类 8 种，苷类 12 种，酶类 11 种。

（五）黑大蒜药用的保健机理

黑大蒜含有的氨基酸成分进入血液后便成为大蒜素。大蒜素即使稀释 10 万倍仍然能对伤寒杆菌、流感病毒等具有一定的杀伤作用，它是毒性最低的植物抗生素，对癌症等多种疾病有一定的预防和治疗辅助作用。同时，大蒜素与维生素 B_1 结合，可产生蒜质，蒜质对提高免疫力具有较好的作用。

黑大蒜能影响肝脏中糖原的合成，降低血糖水平并提高血浆的胰岛素水平。黑大蒜中的 S-甲基半胱氨酸亚砜、S-烯丙基半胱氨酸亚砜、烯丙基二硫化物可抑制 G-6-P 酶 NDPH，防止胰岛素被破坏，降低血糖。黑大蒜含有的生物碱和甘氨酸，在对正常血糖无影响的情况下，可发挥胰岛素分泌作用。

黑大蒜含有有机锗化合物，可促进胰岛发挥功能，降低血糖水平。黑大蒜含有异亮氨酸，有机锗能够刺激人体干扰素实施抗癌，修复受损免疫系统。黑大蒜含有硒元素，其能以谷胱甘肽过氧化酶的形式和强有力的抗氧化能力减少甚至阻止体内过氧化脂质的形成，发挥细胞膜的抗氧化作用，维持细胞膜稳定，从而达到抗癌效果以及改善微循环、延缓衰老进程的目的。

大蒜素中的有机硫化物能帮助维生素 B_1 将糖分转化为能源，能纯化细胞，增强体力，解除疲劳。大蒜素加热 25℃~100℃ 后，能生成大蒜烯硫化合物，大蒜烯硫化合物具有溶化油脂的特性，可将糖分转化为能源，控制血糖。

黑大蒜调节血糖的能力不只是简单地控制血糖，而是在保护胰岛素。黑大蒜这个食疗产品，主动将糖分转化为能源。可以帮助血糖患者提升化糖能力。黑大蒜可阻止亚硝胺类致癌物在体内合成。在 40 多种具有防癌效果的蔬果中，黑大蒜功用显著，它的 100 多种营养成分中有几十种都有单独的抗癌效果。

关于黑大蒜养生的功能效果，2012 年世界中医药学会联合会药膳食疗研究专业委员会曾组织了 20 多位专家学者到徐州张志华创办的黑大蒜企业进行了专题学术研究，笔者也有幸参加了此专题的考察学习。

（六）黑大蒜的健康使命

纵观当下人们的身体健康状况，"三高""四高"发生率日日高涨。当下人们处于富营养时代，即营养富余时代，三大营养（脂肪、蛋白质、碳

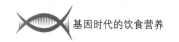

水化合物）富余。有富余就有不足。所以当今也是营养不足的时代，即微量元素、酶的不足。

三富余二不足是当下人们的营养特点。经发酵的黑大蒜，其微量元素与酶含量都极为丰富。因此，黑大蒜是人们补充微量元素和酶非常好的选择。

四、泡菜是维护肠道菌群的有益食品[①]

人体肠道菌群是遗传与免疫的重要体征，有人体第二基因之称，十多年来越来越被医学界所重视。微生物发酵泡菜，对增加人体肠道有益菌，维护肠道有益菌群生态平衡，都有着十分重要的作用。泡菜是维护健康基因的理想食品。随着生产标准化、有机化的深入开展，泡菜必将成为人们追求健康的选择之一。

（一）人体肠道菌群的生态特点

医学研究表明，人一生大约消耗 60 吨的固体食物和 2 000 立方米的液体食物。大量食物进入人体，日积月累的消化，对后天之本——消化系统的损伤是巨大的。通常人的结肠约为 130 厘米（升结肠 15 厘米，横结肠 50 厘米，降结肠 20 厘米，乙状结肠 45 厘米），小肠长度约 6.7 米，大肠长度约 1.5 米。人体肠管长为身高的 4~5 倍。肠道年龄是健康的重要反映，是指肠道内各种细菌的平衡程度，是评估预测肠道的老化状态、发病概率和人体健康状况优劣的重要载体。

人体肠道菌群（微生物）总数超过人体自身细胞的 10 倍以上，对营养物质代谢、人体发育、免疫及疾病的产生等都起到极其重要的作用。近年来，全球医学界开始将目光转移到肠道菌群的研究上来，许多研究都表明肠道菌群与多种疾病有关，如癌症、肥胖、神经变性等。研究证明，调

---

① 本部分来自笔者的论文：《从发酵工艺探讨泡菜的养生特点》，该论文被收录在《2011 年中国·长沙世界中联第二届药膳养生国际学术大会暨第七届国际药膳食疗学术研讨会论文集》中。

理肠道菌群可以阻断肥胖、肠道菌群的互相竞争，保证肠道生态稳定。改善肠道菌群可以预防癌症；通过检查肠道菌群，人体可以从肠道菌群中益生菌和致病菌的生态平衡状态窥探到致病的机理与健康状况。

世界医学实践得知：一个健康的人有 10 兆~30 兆个有益菌群。食用益生菌已知有超过 100 个优点。数以百计的研究表明，不同种类的益生菌对人体有不同的健康益处。亚当斯·凯西博士的研究表明，益生菌刺激噬细胞来协调免疫反应，同时，益生菌还能产生一定数量的天然抗生素，以减少病原菌的数量。益生菌还可以完全调整抗生素数量以杀死入侵的病原体，如果病原体产生耐药性，益生菌会改变策略，并产生新的更有效的抗生素化学物质。

总之，相比于抗生素，益生菌是动态的，有着无穷无尽的动态活性能量。益生菌将成为 21 世纪的抗生素。有专家认为："21 世纪益生菌将成功取代传统抗生药物市场，特别是那些用于预防疾病的商品。"益生菌的有效使用，将彻底改变以前用抗生素治疗疾病的方式，以及人们的医学观点。

（二）人体肠道菌群生态是健康的关键所在

经过近 100 年来对全世界报道的 500 余例"不治自愈"癌症患者的跟踪研究，科学家发现了"不治自愈"的根源，就是癌症患者体内的生理生化环境和代谢环境。这个环境通常又被称为"内环境""微环境"，其发生了不利癌细胞继续繁殖生长的改变。

"内环境"关系健康，已是存在了一个多世纪的旧概念了，但随着医学研究的不断深入，科学家们认为人体存在着"神经—内分泌—免疫"系统，又认为人体有两大系统性调控系统，即中枢性调控系统和外调性调控系统。

中枢性调控系统包括全身的激素系统（胃上腺、性腺、甲状腺、其他激素器官）和自主神经系统（交感神经、副交感神经），控制免疫器官、腺体、脾脏等。它好比身体的"中央政府"。

外调性调控系统包括各种器官，如肝、胰、消化道、肺、胃、皮肤等。这好比身体的"地方政府"。这个外调性调控系统，正是西医忽视的

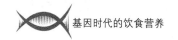

地方。中国工程院院士、上海交通大学医学院附属仁济上海市肿瘤研究所顾健人教授，曾作过一个形象的比喻："肿瘤的形成就是中枢性调控系统'不作为'，肿瘤就是'黑社会'分子的自我膨胀，破坏警察（免疫）系统。肿瘤变成'警匪合流'，变成'独立王国'，无法无天，这是肿瘤难以根治的根源。"

医学研究表明，外调性调控系统主要是"神经—内分泌—免疫"系统，在这个系统中，消化道、肠道菌群的生态环境起主导作用。

中医认为，大肠与肺通表里，五志中，悲伤肺。一方面，肠道菌群生态良好，有利情志健康；另一方面，情志健康、心情快乐也有利于肠道菌群健康。情志与肠道菌群，两者益则相益，损则相损。另外，肠道菌群健康亦有利于内分泌以及免疫功能的健康。

（三）泡菜是维护肠道菌群生态健康的理想食品

泡菜属于微生物发酵食品。泡菜在发酵过程中产生抗菌作用。有害菌的作用在乳酸菌的作用下被抑制。随着发酵的结束，产生酸味的乳酸不仅使泡菜更美味，还能抑制其他菌，防止不正常的发酵。泡菜对人体肠道有益菌群生态的主要作用如下：

第一，维持膳食均衡。泡菜对蔬菜进行了"冷加工"，较其他加工蔬菜的有益成分损失较少，因此泡菜营养丰富。据我们研究，泡菜富含纤维素（有的达到 0.608%，较泡渍发酵之前有明显提高），含有维生素 C、维生素 B_1、维生素 B_2 等多种维生素，钙、铁、锌等多种矿物质（铁有的达到 3.63mg/kg，钙、铁、锌等微量元素较泡渍发酵之前有明显的提高），碳水化合物、氨基酸、蛋白质、脂肪等营养物质，可以满足人体的膳食均衡，是很好的低热量食品。

第二，能调节肠道微生态平衡。泡菜特有的泡渍发酵生产工艺技术，决定了它含有丰富的活性乳酸菌。现代科学研究初步证明，乳酸菌及其代谢产物乳酸等物质的积累会导致肠道 pH 值下降，这对许多细菌产生了广泛的抑制作用，即强烈的抗菌作用等，其可清洁肠胃、促进肠胃蛋白质分解激素分泌、使肠道内的微生物分布趋于平衡，从而改善肠道功能。乳酸菌发酵代谢的另一产物是细菌素（如抗生素类物质、细菌致死性蛋白等），它是具有拮抗作用的物质，可调节肠道功能。

第三，能促进营养物质的吸收。乳酸菌主要聚集在人体的小肠和大肠内，它们利用糖类发酵，产生乳酸、乙酸、丙酸和丁酸等有机酸，这些物质有利于肠道吸收营养物质。而大肠中的各种微生物则利用这些占碳水化合物能量 40%~50% 的有机酸进行新陈代谢活动，促进营养物质的吸收。而且，乳酸菌还能合成 B 族、K 族维生素等。

第四，能调节免疫功能。乳酸菌及其代谢产物通过激活巨噬细胞酶及吞噬能力，可提高非特异性及特异性免疫反应，增强细胞因子的表达水平，促进免疫球蛋白特别分泌型的表达。乳酸菌还可以增强淋巴细胞活力、提高免疫力。据了解，乳酸菌还可以防止肠道感染。

研究表明，人体有超过 80% 的免疫功能建构在肠道菌群平衡上。婴儿从摄取初乳开始，肠道中的菌群便逐渐发挥作用，免疫功能也由此启动。有益菌既是防御的卫兵，也是移除体内重金属的帮手。一旦让坏菌群占优势，肠道就会出现漏洞，过敏原就会入侵血液，免疫系统就会负担加重。

第五，能抵抗肿瘤。研究表明，乳酸菌对肿瘤的抑制作用可表现为遏制与瘤变相关的酶的活力和调节免疫能力。将某些乳酸菌细胞壁肽聚糖注射到小鼠发生瘤变的部位后，这种细胞壁肽聚糖成分激活的巨噬细胞可使肿瘤的消退率达到 70%。乳酸菌及其代谢产物可抑制某些引发大肠癌的酶（如 β-葡萄糖醛酸苷酶、叠氮还原酶和硝酸盐还原酶等）的活力，因此乳酸菌对大肠癌具有抑制作用。

韩国泡菜是朝鲜半岛一种以蔬菜为主要原料，以各种水果、海鲜、肉料和鱼露为配料的发酵食品，其营养成分有纤维素（有的达 0.608%）、维生素 C、维生素 B_1、维生素 B_2 等多种维生素，钙、铁、锌等矿物质，以及碳水化合物、氨基酸、蛋白质、脂肪等营养物质，泡菜的营养成分既可满足人体需要的膳食营养素，又可维持营养均衡；既可抗菌、灭菌，又可维持肠道菌群生态环境。

有研究认为，泡菜含有丰富的维生素等人体所需的重要元素以及乳酸菌。更有研究表明，食用发酵白菜对抑制癌细胞生长具有一定的效果。此外，还有研究认为泡菜富含纤维质，对减脂肪也有一定的帮助。

综上所述，我们可以看出，人体肠道菌群的生态平衡是人体健康的保

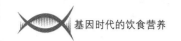

证，发酵食品中的微生物活性物质对增加有益菌和维持人体肠道菌群平衡有着十分重要的作用。从泡菜这一微生物发酵食品的物性与活性来看，我们有充分的理由相信：泡菜将是人们追求健康的理想食品之一。特别值得一提的是，韩国泡菜生产的有机化、标准化，值得我们国人学习和效仿。

五、中医养生与黑茶三饮

2011 年，笔者在参加湖南中医药大学召开的世界中医药学会联合会药膳食疗研究专业委员会年会上，第一次见到、品饮并认识了黑茶。黑茶因其生长环境独特而天生具有丰富的矿物质、维生素。尤其是其酵化形成的微生物群，深深地唤起笔者作为一名营养工作者对黑茶养生的热情。

近年来，笔者以"中医养生与黑茶三饮"为题，把自己近 10 年品饮黑茶的亲身体验，与广东各处的茶友学习交流！

十二时辰气血流注歌诀：寅时气血注于肺。卯时大肠辰时胃。巳脾午心未小肠。膀胱申注酉肾注。戌时包络亥三焦。子胆丑肝各定位。

（一）卯时饮茶

卯时，是品饮黑茶养生的第一个黄金时间，养生要点主要是空腹喝温茶水，顺排毒素。卯时（早上 5 点到 7 点），大肠经当令。进入此时，大肠经精气渐渐开始旺盛，大肠开始鼓动，这时，通过喝一杯茶水，可促进排便，又能促进肠道排空、毒素排除。

中医认为，卯时气血流注于大肠经。卯时在天地之象中代表天门开，代表在二月万物因阳气的生发冒地而出，故是排便的最佳时机。中医认为"肺与大肠相表里"，寅时（凌晨 3 点到 5 点）肺气充实了，卯时才能正常地排便，排空肠道。

中医理论的伟大之处在于它以阴阳五行整体理论为基础。中医理论认为肺与大肠通表里，表观上排空便毒在肠道，其实在肺气。肠道（卯时）排空，需要肺（寅时）的推动。也就是说，卯时肠道排空，需要寅时肺气充实的助推；卯时肠道排空，亦有利于寅时肺气的充实。

《黄帝内经》认为："魄门亦为五脏使，水谷不得久藏。"是说魄门、肛门的正常启闭开合维持着人体五脏气机的升降，而肛门的启闭功能又依赖于五脏功能的调节（如大便秘结可引起肺气宣降失常发生咳嗽气喘，长期便秘会引起痔疮下血，甚至导致大肠癌）。

现代医学研究表明，早睡早起最利于人体健康，心态、饮食和及时调理次之，从中我们就可以知道早睡早起的重要性。寅时5点对应惊蛰，人体内蛰伏的是什么呢？就是睡了一晚上的阳气，人体在5点惊蛰时分阳气要生起来，就像春天播种一样生起来。

所以说惊蛰就是"主醒、主动"，人在5点醒了以后必须起来活动，晨起一动，阳气就生起来了，人起来后不要喝凉白开，也尽量不要喝太具寒性的新茶。因为凉性及寒性饮品都不利生发。黑茶的温性不仅有利于排空肠道，而且有利于排除便毒。卯时肠道排空，亦有利于充实肺气，有利于辰时胃吸收食物营养。卯时，是品饮黑茶养生的第一个黄金时间，其义在此。

对此笔者曾感怀：寅生肺气肠动动，温茶鼓肠排空空；卯排辰纳皇帝餐，有营有养神丰丰。

（二）申时饮茶

申时，是品饮黑茶养生的第二个黄金时间，养生要点主要是通排水道，清除毒素。申时（15点到17点），膀胱经当令，这个时辰是膀胱经最为旺盛的时间。膀胱是身体的一个重要器官，上方连接肾脏，下方连接尿道，膀胱的出口有一个括约肌，可以控制小便的排出。正常情况下，膀胱容量超过300毫升时，膀胱内的压力会增高到70mmH$_2$O，就会引起神经反射，出现尿意，提醒人小便。

膀胱，在中医中对应的是太阳经。膀胱储存水分后分为津液以及水分，水分排出身体，津液需要在身体中继续进行水循环。膀胱能够将体内的津液液化。人体液化的阳气主要是通过一整夜睡眠"充电"形成，在寅时生发起来，运行至申时，即膀胱经当令时，用人体的阳气气化布津津液，因此，申时是品饮黑茶养生的第二个黄金时间。

在人体的五脏六腑中，最容易被忽视的就是膀胱了。大家都在补肾、

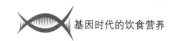

养肝、养肺、养胃，可是很少听说有人养膀胱。膀胱保养不得法，也会使人产生很多常见的病症，比如膀胱炎、膀胱结石以及膀胱肿瘤等。

《黄帝内经》认为："小肠者，受盛之官，化物出焉。"未时小肠经当令，可吸收食物中的精华；并在酉时将糟粕送入大肠与膀胱，以进行一天的营养调整。

中医认为膀胱有"津液之府""州都之官"之称，认为肾与膀胱两种器官互为表里，肾脏也具有调节水循环的功能。膀胱气化功能异常，会影响肾脏对水分的正常调节；反之，肾脏是否能够对水分进行正常调节，亦会影响膀胱气化功能是否正常运行。中医认为申时膀胱经当令。此时小肠已把水谷精微输送到全身各处，此时喝水也非常重要，它可以帮助祛毒、清洗肾和膀胱，预防肾结石、膀胱炎等病症。

对此笔者曾感怀：申时茶汤水道通，水道排通肠轻松；肠道轻松迎晚宴，快乐生活寿星公。

（三）盛餐后饮茶

盛餐后饮黑茶有三个方面的好处。一是盛餐后饮黑茶对肠胃的刺激性相对较小。茶所含的物质主要是茶碱和生物碱，新鲜茶叶中茶碱和生物碱的含量很高。黑茶是完全发酵茶，它的刺激物通过很长一段时间的酵化和众多有益于消化的微生物组合，已经不那么刺激胃肠了。二是餐后饮黑茶可与饮食摄入的营养相结合。新鲜茶叶中含有丰富的草酸、鞣酸，这些物质与蛋白质结合会产生沉淀，使蛋白质变成鞣酸蛋白，影响人体健康。黑茶经过三次发酵，将草酸、鞣酸酵化成有益物质。因此，餐后饮黑茶较为适合。三是盛餐后饮黑茶对消化吸收较有利。黑茶经发酵酵化后含有大量助消化的微生物，能促进胃肠功能，使肠胃运动分解油脂类食物，排解掉肠胃中的宿食，因此它可以调和肠胃。另外，黑茶中的黄烷醇类化合物能增强消化道的蠕动，有助于食物消化。南宁师范高等专科学校韦友欢等专家的实验表明，黑茶中的黄烷醇类化合物能增强消化道的蠕动，有助食物消化。

其实，安化黑茶并不是减肥茶。安化黑茶之所以能够减肥，是因为其含有的冠突散囊菌能溶解脂肪，促进脂类物质排出；同时能降低血液中胆固醇的含量，从而减少动脉血管壁上脂肪的沉积，降低动脉硬化的发病率；还能活化蛋白质激酶，加速脂肪分解，降低机体内脂肪的含量。湖南农业大学的研究显示，金花中的有效成分极大地提高了胃蛋白酶、胰蛋白酶、淀粉酶的活性，又能抑制肠道中脂肪酶的活性。

吉首大学食品科学研究所黄群等对黑茶中冠突散囊菌发酵液对消化酶活性影响的研究证明①，安化黑茶中的冠突散囊菌发酵液可促进 α 液粉酶对淀粉的酶解，胃蛋白酶和胰蛋白酶对蛋白质的酶解，有利于消化吸收淀粉、蛋白质，改善人体肠道功能；茶汤中的肌醇、叶酸、蛋氨酸等多种化合物都有调节脂肪代谢的功能；茶叶中的芳香物质能溶解脂肪、帮助消化肉类食物。

餐后饮一杯黑茶是防止油腻积滞的最好方法，安化流传着"喝安化黑茶刮油"的说法，安化黑茶能促进胃液分泌和食物消化。

对此笔者曾感怀：丰餐盛宴滞油腻，腻成三高高血脂；深山酵出黑金花，已成健康及时雨。

不健康的现代生活方式给人们造成了许许多多的问题，比如生活不规律，早晨晚起伤阳，晚上晚睡伤阴，久而久之体质就偏寒了。比如三餐过好，晚餐更好，荤食多素食少，冰冻食品少不了，久而久之，人就有"三高""四高"了。比如坐得多行得少，空调空间多自然环境少，久而久之，人就变得体胖体弱了，更容易肠胃不适，纳少滞多。

笔者是黑茶三饮理论的提倡者与践行者，品饮黑茶让笔者受益匪浅。在生活节奏越来越快的当下，坚持黑茶三饮是很好的选择，也是很好的生活习惯。

---

① 黄群，陈林杰，李彦坡. 冠突散囊菌的分离及其液态发酵特性［J］. 食品与发酵工业，2007（6）：28-31.

第三章

肠道与饮食

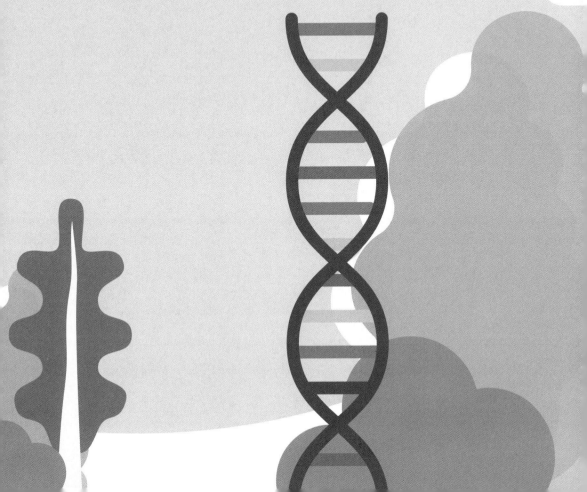

华大集团 CEO 尹烨曾指出："肠道菌群相当于我们后天获得的一个重要器官，它为人们提供人体自身不具备的酶和生化代谢通路，影响人体的消化、营养吸收及药物代谢、肠道屏障功能、免疫及维生素合成等。"

人体超过 80% 的免疫功能建构在肠道菌群中。通过饮食促进肠道里的中性菌转变为有益菌，有利于降低有害菌对身体的影响。

益肠饮食正在成为健康饮食的新时尚。

一、人生的健康起点——新生儿肠道菌群三定植[①]

早在 100 多年前，诺贝尔医学奖获得者、乳酸菌之父梅契尼科夫就提出，肠道健康的人，身体才健康。肠道菌群产生的毒素是人体衰老和疾病产生的主要原因。但由于缺少直接证据，肠道菌群与人类健康之间的关系没有引起医学界的足够重视。很长一段时间，人们对此了解甚少，甚至依然尝试为了健康而对抗清理微生物群体。随着人类基因组学和营养基因组学等研究方法的不断开发与应用，肠道菌群对人类健康的影响重新引起了人们的重视。

关于肠道菌群，科学界针对人类微生物研究的一项突破性发现就是新生儿会从母亲身上获得关键性的微生物群。人体中数以万亿计的微生物，有很多是与生俱来的，即有许多是出生时就从母亲身体上获得、在新肠道内定植的菌群。

微生物群体一直与我们同命运共进退。研究表明，新生儿肠道菌群定

---

① 本部分来自笔者在广州市精科生命科学研究院的工作论文：《健康人生从新生儿肠道菌群定植开始》。

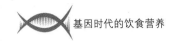

植，是健康人生的机会窗口，非常值得人们关注。

（一）新生儿肠道菌群的三次定植机会

胎儿出生后，其肠道正常菌群的建立受什么因素控制呢？有益菌通过哪些途径才能最早进入宝宝的身体？研究表明，新生儿肠道是个开放的系统，有益菌与有害菌，谁先进来，谁先立足。如果有益菌先进来，并成为优势菌，一个健康的肠道菌群将得以建立，宝宝从此就有了良好的健康基础。如果有害菌、致病菌先入为主，后面就很麻烦了。因此，出生后的三次定植机会，往往可能影响孩子一生的肠道健康。胎儿出生时，健康孕妇的产道里会分泌大量糖原，刺激乳酸杆菌的生长。当新生儿从产道经过时，全身会涂满有益菌，口腔里自然会有细菌抢先进入。新生儿肠道只有耐氧的细菌才能立足，因此，能在新生儿肠道定居的有益菌是类似"先锋植物"的细菌。这些细菌基本都是乳酸杆菌和双歧杆菌，它们是耐氧的有益菌。产妇的初乳里也是有先锋有益菌的，而且每升有 10~15 克的天然益生元，它可以使先锋有益菌迅速生长，占满生态位，不给致病菌太多立足之地。产道、乳汁中的一些细菌会掉落在妈妈的皮肤上。因此，和妈妈的亲密接触也是宝宝获得有益肠道细菌的一个重要途径。

先锋有益菌就这样从妈妈的产道、初乳和皮肤等部位第一时间进入新生儿肠道。祖祖辈辈地传下来，有益菌与人共同进化。不同的家族有了最适合自己的有益菌群。

先锋有益菌占领肠道以后，会有少量兼性厌氧菌例如大肠杆菌进入，它们会迅速消耗氧气，使肠道成为厌氧环境。这时候，各类厌氧菌开始进入肠道定植，细菌种类越来越丰富。到断奶后，随着固体食物的增加，婴儿体内的肠道细菌种类更加丰富，并且基本稳定下来，免疫系统会对这些细菌产生耐受，将其作为身体的一部分接受下来，每个人特有的肠道菌群结构也就形成了。儿童到 3 岁左右，菌群和免疫系统逐渐成熟，人体与菌群进入长期平衡的状态，维护人体的健康。医学研究认为，新生儿的出生方式（顺产/剖宫产）、喂养方式（母乳、配方奶粉比例和引入辅食的时间）和后天的生活环境（抗生素的使用和环境污染）都可能导致新生儿肠道微生态不同程度的失衡，从而给新生儿的健康带来隐患，甚至带来影响终身的慢性疾病。因此，新生儿早期的肠道菌群的构建是健康成长过程中至关重要的部分。

（二）新生儿肠道菌群定植的两个主要环节

新生儿刚出生的时候，肠道是无菌的。随着新生儿开始呼吸、进食、接触空气，外界的细菌进入体内，有的细菌与肠道不和合，不能黏附，成为路过菌；有的细菌与肠道环境和合，通过黏附，进而成为常住菌。常住菌在肠道内定居与繁殖，就是定植。黏附和定植是新生儿肠道菌群建立的两个主要环节。

第一个主要环节是黏附，是指经过与各种消化液的对抗，最后存活的细菌与肠的上皮细胞结合的过程。黏附的成功与否，首先取决于人体本身与细菌是否契合。其次取决于菌株本身。即使是同一类细菌，有的可以黏附和定植，有的却不可以。最后还要取决于细菌的数量。只有达到一定数量，黏附才能牢固，才不会因为胃肠道分泌的液体和肠道蠕动被排除。黏附，是指细菌不需借助其他外界条件，只依靠自身与环境相互黏附的微弱力量，就可以粘在被黏物上。如果把两者分开，彼此也不留痕迹。

第二个主要环节是定植。定植是在细菌成功黏附的基础上进行的益生菌的生长发育过程。益生菌只有在肠道定植，才能生成微生物膜，才能阻挡有害菌的入侵，才能保护肠道健康。细菌通过健康肠道成为人体免疫系统的重要组成部分，维护人体健康，保护婴幼儿抵御感染和过敏的威胁。因此定植就是细菌进入体内，在人体某个部位定居繁殖。

在婴幼儿时期，健康的肠道菌群定植，能够帮助早期免疫系统以及肠道屏障功能的建立，人体肠道中能够提供菌群黏附和定植的空间有限，先到先得。如果有益菌群先到，先定植占位，有害菌群便失去了定植占位的机会。

（三）肠道菌群研究概况

2007 年，美国发起了人类微生物组计划，目标是探索研究人类微生物组的可行性，研究其变化与疾病健康的关系，同时为其他科学研究提供信息和技术支持。2008 年初，欧盟发起了人类肠道宏基因组计划，旨在研究

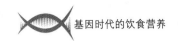

人类肠道中的所有微生物群落，进而了解人体肠道中细菌的物种分布，目标是通过建立肠道菌群和健康的关系，为营养和健康管理提供新的思路。2016年，来自美国、荷兰、芬兰、俄罗斯等多个国家的科学家开展关于肠道微生物免疫原性的变化和自身免疫疾病的大型队列研究。研究发现，早期肠道紊乱的婴儿长大后患有1型糖尿病的风险显著升高。2018年，哥本哈根大学的研究人员对690名婴幼儿出生后第一年的肠道菌群进行分析，发现拥有不成熟菌群组成的1岁儿童，在5岁时有更高的发生哮喘的风险，这样的变化可能与免疫失调相关，免疫失调导致哮喘的发生。2018年，首尔大学分析了婴儿肠道菌群组成和宏基因组数据，发现肠道菌群的不良定植，可引起免疫发育迟缓，增加婴儿患湿疹的风险。

人类肠道第二套基因组参与营养素代谢和能量贮存，在糖、脂肪、蛋白质三大产能营养物质代谢过程中发挥极其重要的作用。肠道微生物所携带的碳水化合物代谢相关基因数量是人体第一道基因组的1 000倍，人类对膳食糖的吸收利用几乎全部依靠肠道菌群，而饮食因素是决定肠道菌群构成的最主要因素。研究发现饮食对肠道菌群结构变异的贡献达57%，人体基因对肠道菌群结构变异的作用不超过12%。研究证实了肠道菌群与人体代谢的强相关关系。研究表明，孕期母体肠道菌群不仅影响母亲健康，对婴儿的健康发育也有相关的影响。

2008年中国科学家参与了欧盟的人类肠道宏基因组计划，研究揭示了肠道菌群和人体健康之间的深层次联系。同时其通过研究发现了多种疾病，尤其是代谢性疾病与肠道的相关性；拥有肠道菌群与健康及疾病相关的专利，鉴定和保存了上万株菌，其中有近2 000株乳酸菌。

2017年，华大集团启动对内部员工的"华小胖计划"，历经两年共三个阶段，分别对华大集团员工的超重/肥胖、血糖血脂异常、高尿酸血症等三个代谢问题进行深入研究，开发出根据基线肠型定制的不同膳食纤维产品，对高尿酸血症的亚健康人群和以高脂高蛋白饮食为背景的代谢综合征合并高尿酸血症人群，进行了根据基线肠型设计的膳食干预疗效验证，包括营养干预实验、营养健康功效评价、膳食营养数据收集与应用、益生菌功能研究及评价，并以此建立了华大肠道菌群基因数据库。

肠道是四个功能器官加一个平台。一是最大的免疫器官，70%免疫细胞聚集于肠道。二是最大的代谢器官，肠道营养素的代谢水平远远超过肝脏。三是内分泌器官。四是人体第二大脑（"腹脑"），70%～90%的神经递质源自肠道。一个平台是指人体内外环境稳态的调控平台，肠道聚集了70%的免疫细胞和70%的微生物。

综上所述，肠道菌群与人体健康之间密切的关系，越来越得到临床医学界的证实与重视。新生儿肠道菌群定植是健康人生的机会窗口。肠型、菌型、益生菌、菌株等概念，越来越多地走入人们的视野，成为大健康领域的新热点、新选择。

二、饮食营养与结、直肠癌的早防早控[①]

结、直肠的生理结构、病理与营养吸收的特点，使得结、直肠癌的癌前筛查是所有癌症中最具机会性筛查意义的，也使得结、直肠癌的癌前早筛早诊、早防早治成为现实。

（一）从结、直肠的生理功能把握早筛的机会

1. 结、直肠的生理结构功能

结、直肠是人体消化道对营养物质做最后一次吸收，并把食物残渣变成粪便排出体外的器官。结肠和直肠是消化系统的一部分，二者组成一个肌肉长管，即大肠。结肠为大肠的前段，直肠为大肠的后段。

食物从口进入，依次经过食管、胃、小肠，最后进入大肠。消化道的每一个器官都有特殊的消化功能，胃储存和搅拌食物，分泌酶和胃酸对食物进行消化。小肠是很长的消化管道，吸收脂肪、蛋白质和碳水化合物，小肠消化后剩下的残余物质进入大肠。结肠是腹腔内的管状器官，长约1.5米，上接小肠下接直肠。大肠主要功能是吸收食物残渣中的水分，形成和储存固体粪便。食物残渣依次经过右半结肠、横结肠、降结肠、乙状

---

① 本部分来自笔者在广州市精科生命科学研究院的工作论文：《从结直肠生理特点与病因源头探讨个性化营养实现早诊早治的技术空间》，发表在《医学食疗与健康》2020年第2期"医学食疗"专栏。

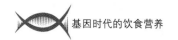

结肠、直肠 5 个部分。

结肠包括黏膜层、黏膜下层、肌层及浆膜层。黏膜层是结肠的最里层，吸收水分，并向肠腔内分泌黏液，当黏膜组织出现异常生长时就会发展为息肉和肿瘤。黏膜下层为纤维黏膜下层，内含有微血管和淋巴管，为结肠供应营养。接下来就是肌层，肌肉收缩使结肠蠕动，将结肠内容物推向直肠，刺激人体进行排便。最外面一层是浆膜层。此外，复杂的神经会支配直肠的感觉输入，帮助我们区别气体、液体大便和鼓气大便。来自直肠的反射会促进肠道运动，同时作用于肛门括约肌，防止肛门失禁。

2. 结、直肠癌病因与高发趋势

大多数结、直肠癌是由息肉引起的，起始于异常的腺窝，后逐渐演变成息肉，最终发展成为结、直肠癌，也有溃疡性结肠炎、血吸虫病并发成结肠癌。结、直肠癌是一种常见的恶性肿瘤，在世界范围内，结、直肠癌的发病率位居全部恶性肿瘤的第 3 位，病死率位居第 3 位。在我国，随着社会经济的快速发展，居民生活方式、饮食结构的西化及环境的改变，结、直肠癌的发病率近年来呈持续上升趋势，结、直肠癌极大地威胁着人类的健康。相反，借助于有效的结、直肠癌筛查，发达国家，特别是美国的结、直肠癌发病率已逐渐降低，数百万人免于结、直肠癌的威胁。

从结构上看，直肠癌的治疗较结肠癌更为复杂，更易出现局部复发和转移的情况。因此，结、直肠癌特别是直肠癌的早期诊断与治疗十分重要。从病因上看，结、直肠黏膜从正常黏膜转变为晚期恶性肿瘤，中间会经历息肉、腺瘤、上皮内瘤变和早癌等多个病理过程。研究数据显示，结、直肠黏膜从正常黏膜转变为晚期恶性肿瘤，中间期限有 15~20 年。如果人们能在这段时间内进行筛查，及早发现癌前病变，就能大大降低结、直肠癌的发病率和死亡率。因此，在所有癌症种类中，结、直肠癌早筛早诊早治的空间最充足。

3. 饮食不当与结、直肠癌

大量移民流行病学和病因学研究表明，结、直肠癌多散发，其中70%~90%的病因与饮食因素相关。优化饮食将有利于防治大多数结、直肠癌。

植物叶酸含量偏低与结、直肠癌病发存在相关性。叶酸与甲基供体

（如蛋氨酸）以及甲基消耗物质（如酒精）等结合才能起作用。研究认为当叶酸摄入不足时，尿嘧啶容易错配，DNA 错误修复发生变异，如低甲基化，将会引发 DNA 损伤，导致结、直肠癌变。

叶酸主要来自绿叶菜。绿叶菜生长周期短，导致其叶酸含量不足；人们烹饪讲究口味使叶酸损耗过多，以及人们饮食荤多素少共同致使人体内叶酸含量偏低。如现在的孕妇普遍都要补充叶酸，就说明了人体内叶酸含量偏低的问题。叶酸含量偏低，致使人体半胱氨酸偏低而增加中风风险。叶酸含量偏低与结、直肠癌病发的相关性也非常密切。

红肉中富含饱和脂肪酸，而饱和脂肪酸会抑制胰岛素的分泌，并且还会刺激胆汁酸进入十二指肠，胆汁酸经过一系列复杂的生化反应之后，形成脱氧胆酸和石胆酸，这样"二级胆汁酸"在动物实验中会促使结、直肠致癌物的形成。而且红肉中含有较多的血色素，烹饪过程中会形成亚铁血色素，这种物质本身并不致癌，但在肠道中却容易被代谢成具有细胞毒性并促进致癌物生成的因子。

红肉进入人体内会合成高度糖化终产物，肉类特别是红肉经干煎、油炸、烧烤会促使该产物多生成 10 倍至 100 倍。该产物与其他蛋白质交叉键结合，会破坏蛋白质的结构和功能，加速慢性炎症，引发和加重糖尿病，参与癌变与使癌症恶化。若同时饮用柠檬水，该产物的生成变化可被抑制。

为什么西餐厅都长年配有柠檬水，道理正在于此。但是，人们在烧烤，特别是在野炊中吃烤鱼烤肉时，如果不配上柠檬水，食用的绿叶菜也不足，会很容易落下病根。

维生素 C 缺乏会导致人患上消化道肿瘤。维生素 C 能促进胶原蛋白合成，维持食管上皮组织和胃黏膜组织的健康；可以保护上皮组织，修复损伤；减少消化道组织癌变；还可阻断致癌物亚硝基化合物合成，减少致癌物质生成，减少致癌物质对消化道的损伤。

钙缺乏可诱发直肠癌。钙可以与胆汁酸、脂肪酸结合，形成的化合物将被排出体外，避免因这两种物质刺激肠道黏膜而诱发癌变。食物中加钙可降低致癌物质诱发结、直肠癌的概率。

膳食纤维是指膳食中存在的、由单糖或多糖及其衍生物组成的有机

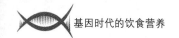

物，这些有机物不能在胃肠道直接被人体分泌的消化酶分解、吸收，如果胶、低聚果糖、聚葡萄糖、不溶性膳食纤维、纤维素、半纤维素和木质素等。近些年来大量流行病学研究和基础研究均表明，膳食纤维是多种肠道疾病的保护因素。

硒的适量摄入能使结、直肠息肉的发生率降低33%。硒进入人体后，形成含半胱氨酸（Sec）的特殊蛋白质（SEP）。硒有抗肿瘤作用相关性，硒缺乏可诱发结、直肠癌。硒可以防止自由基破坏细胞膜，抑制致癌物质的破坏，阻止癌细胞分裂。

维生素 D 可通过细胞信号传导途径及基因转录调解起到抗异常增殖和促进分化的作用。维生素 D 预防结、直肠癌的作用在医学界已形成普遍共识。在纬度高、人体维生素 D 水平相对偏低的地区，结、直肠癌高发。

研究表明，三大营养素不均衡供给会加重机体的代谢负担；微量营养素不精准供给，会使机体形成炎症因子，尤其是维生素 D 等营养素的低含量与结、直肠癌病发的相关性尤为密切。

（二）从基因甲基化把握个性化饮食营养的重要性

1. 结、直肠癌早筛早查

结、直肠癌筛查策略。目前，国内外采用的 CRC 筛查方法主要包括粪便隐血、血清学检查和内镜检查等。2014 年中华医学会消化内镜分会牵头制定了我国早期结、直肠癌筛查及内镜诊治指南，指南推荐 50～75 岁年龄段粪便潜血试验阳性以及既往有结直肠腺瘤型息肉、溃疡性结肠炎、克罗恩病等癌前疾病的人群参与结、直肠癌筛查。我国结、直肠癌发病率正持续升高，但大多数患者发现时已至晚期。因此，提高全民结、直肠癌早筛、早诊意识特别重要。

2. 透景公司研发的 ColonS9 甲基化检测技术

众所周知，结、直肠癌是一种疾病发展过程非常明确的癌症，95%的结肠癌是由腺瘤发展而来，为有效提高患者的依从性和肠镜检查的阳性率。透景 ColonS9 采用血浆样本，通过对人游离 DNA 中 SEPT9 基因甲基化水平进行检测，进行结、直肠癌的筛查。

上海第一人民医院对透景公司 ColonS9 甲基化技术进行了临床性能比

对研究，并将其与广泛应用于临床的结、直肠癌筛查的 FOBT 进行对比。结果表明：mSEPT9 指标总体敏感性为 61.8%，特异性为 89.6%，优于 FOBT（敏感性：61.4%；特异性：70.3%）。mSEPT9 与 FOBT 的联合检测，进一步提高了检测的灵敏度，达到 84.1%。

按肿瘤位置不同进一步分析发现，mSEPT9 对右结肠癌、回盲肠腺癌、直肠癌、左结肠癌等的灵敏度均优于 FOBT。更值得关注的是，mSEPT9 联合 FOBT 后，结、直肠癌检测的敏感性进一步提高，其中结肠癌为 86.0%，直肠癌为 80.7%。

甲基化 SEPT9 基因是结、直肠癌早期发生发展过程中的特异性分子标志物。其应用已明确写入 2014 年发布的《中国早期结、直肠癌筛查及内镜诊治指南》。血液检测方便，且非侵入形式，是一种很有运用前景的结、直肠癌筛查方法，可用于高危人群，如 45 岁以上无症状人群结肠癌筛查；40 岁以上有两周肛肠症状的人群；有大肠癌家族史的直系亲属；大肠腺瘤治疗后的人群；长期患有溃疡性结肠炎的患者；大肠癌手术后的人群；有家族性腺瘤性息肉病（FAP）和遗传性非息肉病性结、直肠癌（HNPCC）家族史的 20 岁以上直系亲属的结肠镜前置检测。

3. 广州精科科技有限公司研发的营养代谢基因检测技术

二代测序检测技术表明，膳食因素和基因的多态性与疾病发生的关系越来越清晰。基因决定了人体各种代谢的能力水平，也决定了人体的健康程度。广州精科科技有限公司可针对营养代谢、维生素代谢、烟草代谢，从分子水平来评估个体对特定物质的吸收代谢能力，从而进行相关疾病风险的个性化评估，科学地指导人们的健康饮食生活。

4. 营养与癌前病变有着密不可分的关系

吸收代谢造成的营养不均会促使内源性致癌物产生；营养吸收代谢在癌变的启动、促进和发展三个阶段均起作用。

启动阶段。营养长期摄入不均，常饮食致癌食物，可能会启动癌变过程。保证营养均衡摄入，多食用富含生物活性物质的蔬菜和水果等，可诱导解毒酶产生，减少或消除致癌物对 DNA 的损伤，抑制内源性病变因素，从而抑制癌变启动进程。

促进阶段。能量平衡和能量转化过程是保持正常细胞行为，或使不正

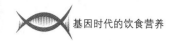

常细胞扩展的关键因素。因此，保持三大产能营养素的平衡与良好转化很重要。

发展阶段。含大量脂肪的高能量饮食可产生更多脂质、过氧化物和氧自由基，这些物质在癌形成后期对 DNA、核酸等大分子物质有巨大的破坏作用，然而广泛存在于植物性食物中的抗氧化剂，则可减少自由基的产生。

饮食质量决定体内营养状况，从而决定癌变过程的转归。如果饮食中含致癌物质或促癌因素过多，含抗癌成分或抗癌因素过少，则会促癌；反之则抑癌。

研究表明，癌症症状出现前，人们经过筛查可以发现癌前病变。在病变前及早发现，才能取得最好的治疗效果。国家已将早期筛查列为公共卫生服务项目，积极推动癌前病变高风险人群的机会性筛查。

5. 结、直肠癌风险人群早筛早诊

通过甲基化 SEPT9 抑癌基因检测，确定结、直肠癌风险人群。风险分为高风险、中风险、低风险三个级别。针对风险人群的风险等级，通过营养代谢基因检测，检测风险源头——营养吸收代谢能力。

针对营养吸收代谢能力检测指标，制订符合个体基因型的营养计划，切实改善饮食，合理补充营养。

针对个体基因型指标，制订复查营养代谢与甲基化 SEPT9 抑癌基因检测计划方案。针对复查的营养代谢与甲基化 SEPT9 抑癌基因检测指标，调整改善营养摄入计划，从而降低中风险与高风险人群的风险指数。

综上所述，从结、直肠的生理结构和癌前病因特点可以看出，结、直肠癌的病因与饮食习惯有十分明显的相关性，结、直肠癌的癌前筛查有十分明显的机会性；早筛早诊为精准饮食营养防治癌前病变提供了十分明显的技术空间。可以预见，随着国家大健康战略的实施，癌前病变以及个性化营养符合主体基因型的早诊早治，必然会越来越为社会各界人士所认同与接受。

三、饮食营养与大肠癌的早防①

肠道是万病之源。人们要健康长寿，必须"从肠计议"，才能"肠治久安"，只有"肠寿"才能长寿。消化系统疾病会直接影响脾土运化与肾水生化，间接影响脏腑，进而影响人的身心健康。中国的大肠癌患者多发在直乙段，大约占2/3；西方国家患结肠癌和直肠癌的人数差不多各占一半。目前中国大肠癌发病率不断攀升，主要是结肠癌发病率增加，直肠癌发病率基本平稳，这表明与中国饮食日益西化等生活方式相关。一个人一生罹患大肠癌的风险为1/20。2010年中国肿瘤流行病学数据显示，我国大肠癌发病率每年以4.2%的速率上升，远超国际2%的平均水平。中国大肠癌发病率不断攀升的现实，促使人们更加关注大肠癌的筛查防治，特别是食疗防治。

（一）大肠癌发病机理适合基因检测早筛

1. 大肠癌发病的主要因素

（1）年龄因素。年龄是结、直肠癌明确的危险因素，结、直肠癌发病率随年龄增长而增加。我国结、直肠癌的发病率和死亡率从40岁开始呈快速增长趋势，发病率在80岁以上年龄组达到高峰且男性结、直肠癌的发病风险高于女性。

（2）遗传因素。结、直肠癌是一种有明显遗传倾向的恶性肿瘤。台湾一项研究发现，大肠癌患者的直系亲属患大肠腺瘤的风险为对照组的2.33倍，患高危腺瘤的风险为对照组的4.5倍，且腺瘤发病年龄提前，因此建议结、直肠癌患者的直系亲属提前至40岁进行筛查。

（3）炎症因素。炎症性肠病是结、直肠癌明确的危险因素。曾有研究

---

① 本部分来自笔者在广州市精科生命科学研究院的工作论文：《关于大肠癌早筛与药膳防治机理探讨的研究》，笔者曾于2018年在凤凰召开的国际药膳食疗产业高峰论坛上交流该论文，其后被收录在《2018年世界中医药学会联合会药膳食疗研究专业委员会第九届学术年会论文集》"临床研究"专栏中。

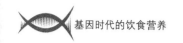

指出，约20%的IBD患者会在发病后10年内发生结、直肠癌，其发生结、直肠癌的风险是正常人群的2~4倍。

（4）饮食因素。以摄入大量红肉、脂肪、甜品为主的西式膳食模式容易引发大肠癌，此外抽烟、超重和肥胖也易引发大肠癌。统计表明与非糖尿病患者相比，2型糖尿病患者的结、直肠癌发生率高出27%，死亡率高出20%。不良饮食习惯与大肠癌的发病密切相关。

2. 大肠癌早筛的研发历程

美国大肠癌筛查指南每8年更新一次。2016年6月更新的新指南，最大的亮点就是将粪便基因检测项目纳入大肠癌筛查的列表，与传统的便潜血和肠镜并列。这其中有两条科研线路：

邹鸿志教授于2002年从上海瑞金医院博士毕业后进入美国梅奥诊所从事博士后研究，并申请了专利。专利被Exact Sciences公司买走后，邹教授带着项目在该公司担任技术总监，做医学转化，并于2012年成功开发出产品"Cologuard"；该产品于2014年4月份完成多中心临床试验（共在100家医学中心进行实验，共有接近10 000例与肠镜对照的样本量），研究成果发表在《新英格兰医学杂志》上；2014年8月份，美国食品药品监督管理局（FDA）批准了该项目，同天美国医保覆盖此项目；2016年6月该项目被列入美国预防服务工作组新的肠癌筛查指南。

回国后，邹教授于2013年开始研究，2013—2015年为该核心技术做优化，重新筛选标志物；2017年3月份其研发的"长安心"进入国家医疗器械创新通道，2017年完成临试，报送国家食品药品监督管理总局（CFDA）。2018年3月已注册。

这两条线路的科研特点是："长安心"在美国Cologuard基础上又进行了优化和改进，主要内容为标志物。中西方遗传特点和饮食习惯的不同导致美国的标志物在中国人群中的表达并不理想，性能有所下降。"长安心"是从几百个标志物中重新筛选出的完全适合中国人基因特点的具有高度敏感性和特异性的标志物。

取样方法：Cologuard是根据西方的排便习惯设计的桶样采集装置。"长安心"根据中国人排便方式设计，适合蹲位和马桶两种排便方式，仅需取4.5g粪便量、15mL保护液，相对定量，依从性和成本都降低了。

在 Cologuard 的基础上，"长安心"的检测性能也有提高，如比较粪便基因检测与血液在癌前腺瘤中的检出率，可以看到粪便 DNA 的检出率为 82%，而血液只有 14%，不能检出癌前病变。"长安心"的早期（1 期）筛查大肠癌检出率很高，其中特异性为 98%，灵敏度为 91%。

3. 大肠癌早筛机理

（1）上皮细胞脱落物质捕捉。正常成人每天都会有上皮细胞脱落至肠腔并随粪便排出体外，而结、直肠癌肿瘤细胞由于异常增殖，细胞与细胞间或者细胞基底膜的黏附性降低等因素，比正常上皮细胞更易脱落。因此，肠道肿瘤患者的粪便中含有大量从肠道肿瘤表面脱落的异常增殖的细胞和细胞成分，这为粪便检测提供了稳定的物质基础。此外，因为肠道肿瘤早期向肠腔生长，在整个生长过程中都会有肿瘤细胞脱落至肠腔内，这就为通过检测粪便中的人类基因变化来发现早期肠道肿瘤提供了可能，适合对肠道肿瘤进行早期检测。

（2）便潜血中的物质捕捉。便潜血是检测粪便中的血红蛋白含量，最初的 gFOBT 不特异针对人类的血红蛋白，受饮食和药物的限制。之后改良的 FIT 虽然具有针对人的血红蛋白的特异性，但是假阳性仍然偏高。

（3）DNA 甲基化分析。重亚硫酸盐修饰被认为是 DNA 甲基化分析的"黄金标准"，经过重亚硫酸盐处理，未甲基化的胞嘧啶脱氨成尿嘧啶，而甲基化的胞嘧啶则不发生变化。经 PCR 放大，尿嘧啶（Uracil，U）转换为胸腺嘧啶（Thymine，T），而甲基化的胞嘧啶还是胞嘧啶。因此，该技术能够帮助科研工作者区分甲基化和未甲基化的胞嘧啶，为 DNA 甲基化区域提供单核苷酸分辨率的信息。甲基化是癌症的早期分子事件。研究表明，大肠癌检出率晚期明显低于早期，主要有以下原因：一是晚期患者的原发灶可能已坏死，患者排便量减少，这时候肿瘤已经侵犯血管进入血液循环；二是我们检测的是甲基化的基因标志物，而甲基化是癌症发生的早期分子表达，在癌变晚期，其表达量有所降低。

4. 临床研究基本结论

在恶性肿瘤中，大肠癌的发病率、死亡率均位居第三，平均每年有 120 万的新增病例，其中大约 50% 的患者因此死亡。已有大量研究对"正常黏膜—腺瘤—癌"的发病过程进行了研究。在癌变过程中，存在着非常

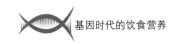

明显的 P53 抑癌基因受抑以及 KRAS 基因激活等基因变化。作为大肠癌中非常重要的癌前病变特征，腺瘤与结、直肠癌有着非常密切的关系。有研究者对拒绝接受结肠息肉摘除的结肠腺瘤患者进行追踪，发现其 5 年的癌变率为 4%，而 10 年的癌变率达到了 14%。与此同时，研究者还发现 95%~100% 的家族性腺瘤性息肉患者若不接受结肠息肉摘除治疗，最终均会转变为结肠癌。

临床表明，大肠息肉的发病部位与癌变相关，其中乙状结肠息肉更容易发展为结肠癌。以往的许多研究报道显示，相较于右边结肠的癌变风险，左边结肠的癌变风险更高，临床结论充分证实了大肠息肉发病部位为结肠癌的危险因素。

（二）大肠癌发病机理适合药膳食疗防治

1. 从饮食与性格的关系上看

肠子要消化、吸收动物蛋白质，就要分泌"去甲肾上腺素"。西方人以肉食为主，这种激素就会分泌较多。这种激素分泌得多，就能促使血压升高，心跳加剧，使大脑皮层缺少控制情感的能力，人容易变得激动。因此西方人易兴奋、有激情、好冒险、爱创新、爱出风头、喜欢主宰一切的秉性尤为突出。

亚洲人的素食中含有大量的纤维素和木质素，这些物质表面看没有什么营养，但在肠道里却能吸附体内分解代谢所产生的有害激素，使有害激素尽快排出体外。素食中的"青叶素"可降低血压，使人情绪平稳，保持心情舒畅，使人呈现出温和的情绪特点。

2. 从日常生活上看

（1）饮食与肠道健康的关系。我国有研究报道，结肠癌组脂肪摄取量显著高于对照组。脂肪摄入量增加，会导致胆固醇和胆汁酸生成增多，二者进入大肠腔后，以厌氧菌为主的大肠菌群可将其氧化为胆汁酸等代谢产物，这些产物会在体内转化为致癌物质，如脱氧胆酸和石胆酸等，从而对大肠隐窝上皮细胞产生细胞毒作用，并造成不可修复的 DNA 损伤。脂肪酸，尤其在离子状态下，能够通过产生前列腺素 E2 引起肠道炎症反应，诱导并活化鸟氨酸脱羧酶，并改变肠道菌群的组成，使摄入的脂肪更易形成脱氧胆酸等氧化致癌物质，引起大肠黏膜非特异性损伤和上皮细胞增殖，诱发 CRC。脂肪代谢还可能产生游离胺、苯酚，损伤肠道黏膜。由 130 000 人参与的大型研究显示，低动物源性脂肪的摄入可使罹患大肠癌的风险降低 20%。

（2）生活方式与肠道健康的关系。中国人生活方式越来越西化，表现为肉食比重超越素食，甚至以肉食代替素食。由于生活水平不断提高，中国的肉食制品人均消耗量越来越高。人体无法分解其中的蛋白质、脂肪，又由于体内酶元素、微量元素等微量营养越来越不足，蛋白质、脂肪沉积过多而成为毒素，加之宏量与微量营养素失衡，人体营养与阴阳失衡。此外，生活方式的改变，社会竞争的加剧，造成人们工作压力大、生活节奏快，夜生活多、应酬多、冰冻食品多、空调空间多，致使总体阴阳失衡者众、寒性体质者众，许多人患口腔炎症、咽喉炎症、消化系统炎症，进而导致大肠炎症。

大量临床研究表明，除遗传性非息肉性的大肠癌、家族性大肠腺瘤病之外，大肠息肉多是不当饮食及生活方式导致的，最终增加癌变的风险。研究表明，不当饮食及生活方式会促使消化素物质分泌过多，特别是胆汁分泌过多，同时也因为饮食中生物再生食品摄入量少，酶类食品即酵类食品摄入不足，更使得体内缺乏酶促能力，分解吸收排解蛋白质和脂肪等营养物质能力不足；体内缺乏修复损伤以及再生能力，炎症长期留存体内，也使得肠道炎症演变成溃疡息肉等疾病。

为实现大肠癌防治，在精准饮食与良好生活方式的基础上，应着重食用有消炎去肿、修复损伤与生物再生能力的药膳品，以中医食疗匡正人体本源。据了解，世界中医药学会联合会药膳食疗研究专业委员会的产学研单位的许多产品都有此食疗效果。

可喜的是，在基因测序的助推下，药膳食疗的精准性、有效性正在日益提高，并且可以看出，大肠癌的筛查与防治会越来越受社会大众关注。大肠癌早筛早防早治，以及在防治过程中的精准饮食搭配必将成为人们的新生活习惯追求，大肠癌早筛早防早治也将会取得令人瞩目的成果。

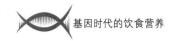

四、益肠饮食有益人体健康[①]

中医主张"欲得长生，肠中常清""粪毒入血，百病蜂起"。肠道菌群不仅有助于人体消化和吸收食物中的营养物质，更有助于人体建立正常的免疫系统。

（一）人体肠道菌群

人体肠道内寄生着 10 万亿个细菌，它们能影响人的体重和消化能力、抵御感染和自体免疫疾病的患病风险，还能控制人体对癌症治疗药物的反应。在人体肠道内的微生物中，超过 99% 都是细菌，存活数量大约有 100兆个，有 500～1 000 种。这一数目庞大的肠道菌群大体分为三类：有益菌、中性菌和有害菌。

1. 有益菌

有益菌和我们人体是互利共生的关系，多在人体内常住。人体为细菌提供生存场所和营养，而细菌则为人体产生有益的物质并保护人类健康。前面说到的双歧杆菌、乳酸菌、拟杆菌等，就是有益菌的典型例子。有益菌一般都是专性厌氧菌，从数量上说，它们占肠道菌群所有细菌数量的99%以上，是肠道菌群的主体。

2. 中性菌

中性菌处于有益菌与有害菌两者之间的范畴，也被称为条件菌。人类与微生物之间的动态平衡被称为微生态平衡。影响肠道菌群的主要因素有四个方面：一是人体自身的因素（肠道的酸碱性、胆汁及消化酶的分泌、肠道的蠕动、肠道黏液的分泌、肠道表皮的脱离等）以及人所处的环境因素（压力、出差等）。二是人的饮食（可消化的食物与不可消化的纤维、药物等）。三是细菌自身的因素（细菌的黏附能力、繁殖能力、营养需求

---

① 本部分来自笔者在广州市精科生命科学研究院的工作论文：《初探肠道菌群免疫器官的基本原理》。

量、抗消化酶能力等）。四是细菌之间的相互作用（营养竞争、抑制作用、协同作用等）。

通常而言，肠道菌群处于健康的平衡状态（大肠内的有益菌数量是有害菌的 1 千倍到 1 万倍），致病菌或者条件致病菌以很少的数量存在，它们产生的有毒代谢物不足以对人体的健康造成危害。但当上述所说的 4 个方面的因素急剧变化，肠道内有益菌数量大量减少时，有害菌数量便会疯狂增加，肠道菌群平衡被打破，人体健康就会受损。

3. 有害菌

有害菌一旦失控大量生长，就会引发多种疾病，产生致癌物等有害物质，或者影响人体免疫系统的正常功能。其中包括：①排泄不顺畅，肠内囤积粪便，或因有害菌繁殖引起细菌感染，产生腹泻。②蠕动过快或过慢，妨碍粪便顺利排出。粪便会因此变太硬或太稀，最终导致便秘，肠道中过路菌群更因此加速繁殖，造成恶性循环。③不健康的肠道是有害菌繁殖的绝佳场所，大量的有害菌会导致阿摩尼亚、硫化水素及粪臭素等有害物质的产生。这些物质不但是恶臭屁的来源，更会加速肠壁的老化，产生导致癌症的物质，最终导致大肠癌。④在肠内再次吸收对身体有害的物质，这些物质会随着血液循环至全身，引发疾病。⑤病原体侵入肠内，使乳酸菌等有益菌的数量变少，有害菌数量增加。

（二）从代谢产物的角度理解肠道菌群与人体健康的关系

一个正常成人肠道内的细菌总重量为 1~1.5 千克，成人每天排出的粪便中，死的和活的细菌占粪便固体重量的 20%~30%，干重量可以达 50%。庞大的细菌群体驻扎在肠道内，构成了一个极为复杂的肠道菌群。人体的肠道菌群，由 300~500 种细菌组成，包括需氧菌、兼性厌氧菌和厌氧菌，其中以厌氧菌为主，主要是双歧杆菌和拟杆菌，大约占细菌总数的 99%。

大肠内的细菌可以利用膳食纤维等物质合成 B 族维生素等，如双歧杆菌可以产生维生素 B_1、B_2、B_6、B_{12}，还可以产生叶酸、泛酸和多种氨基酸。大肠杆菌可产生维生素 B_1、维生素 K，这些维生素可以被人体吸收利用。膳食纤维是不能被人体消化吸收的物质，但在被肠道菌群中有益菌利用的过程中产生的"副产品"，却是我们人体的营养素。

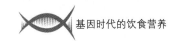

结肠中的细菌可对食物残渣中的碳水化合物和肠道上皮细胞分泌的糖蛋白进行发酵分解，产生可被人体吸收利用的乙酸、丙酸、丁酸等短链脂肪酸（SCFA），这些物质可促使肠道 pH 值下降，有利于钙、铁和维生素 D 的吸收。其中的丁酸是结肠细胞的主要能量来源，并且具有预防和抑制结肠癌、抗炎、抗氧化、修复肠黏膜防御功能，以及调节内脏敏感度和肠道运动功能的作用。

细菌体内含有能够分解食物残渣的酶，它们对于糖和脂肪的分解被称为发酵，发酵产物有乳酸、乙酸、二氧化碳、甲烷、脂肪酸、甘油、胆碱等。二氧化碳、甲烷是肠道气体的主要来源，它们对于蛋白质的分解被称为腐败，产物有氨基酸、氨气、硫化氢、组胺、吲哚等，大部分属于有害物质，被肠壁吸收后到肝脏进行解毒。如果人们长期吸收这些毒素，会加速自身衰老，诱发癌症，引发动脉硬化、肝脏障碍等疾病。氨气、硫化氢具有难闻的刺激性气味，是粪便、屁臭味的主要来源。如果人的饮食中蛋白质含量过高，或者肠道菌群中腐败菌数量过高，都会导致腐败产物增加。

双歧杆菌和乳酸菌等有益菌会抑制人体有害菌的生长繁殖，抵抗病原菌的感染，合成人体需要的维生素，促进人体对矿物质的吸收，产生乙酸、丙酸和乳酸等有机酸，从而刺激肠道蠕动，促进排便，防止便秘以及抑制肠道腐败作用、净化肠道环境、分解致癌物质、刺激人体免疫系统，进而提高人体抗病能力、降低血液胆固醇、延缓衰老等。一般来说，肠道中双歧杆菌多的人身体比较健康，而腐败细菌多的人身体则衰弱多病。

（三）从代谢过程的角度理解肠道菌群与人体健康的关系

1. 蛋白质的腐败

蛋白质在胃肠道内的消化过程中，总有一小部分未被消化，也有一小部分消化产物（例如氨基酸）未被吸收。这部分未被消化的蛋白质和未被吸收的氨基酸，在大肠下部受肠道菌作用，产生一系列对人体有害的物质，如胺类、酚类、吲哚、硫化氢、氨气和甲烷等，这一过程被称为腐败作用（Putrefaction）。

2. 胺类的生成

在肠道内，氨基酸受肠道菌作用发生脱羧反应，生成相应的胺类，如组氨酸脱羧生成组胺，赖氨酸脱羧生成尸胺，酪氨酸脱羧生成酪胺，苯丙氨酸脱羧生成苯乙胺等。这些腐败产物大多对身体有害。例如组胺和尸胺具有降血压作用，酪胺具有升血压作用等。通常这些产物需经肝脏代谢转化，排出体外。对于肠梗阻或肝功能障碍患者，当其体内的腐败产物生成增多，或肝脏不能有效解毒，会导致有些胺类进入脑组织。例如酪胺和苯乙胺，如果不能在肝内及时转化，易进入脑组织，经 β-羟化酶作用，转化为 β-羟酪胺或苯乙醇胺，其结构类似于儿茶酚胺，故称为假神经递质。假神经递质增多时，可以竞争性干扰儿茶酚胺，但并不能传递兴奋，导致大脑功能发生障碍。

3. 酚类的生成

酪氨酸脱羧生成的酪胺，可以进一步脱氨和氧化，生成苯酚和对甲酚等有毒物质。

4. 吲哚及甲基吲哚的生成

色氨酸经肠道菌作用可分解产生吲哚和甲基吲哚，随粪便排出体外，是粪便臭味的主要来源。

5. 硫化氢的生成

半胱氨酸在肠道菌作用下可分解产生硫醇、硫化氢和甲烷等。

6. 氨的生成

未吸收的氨基酸在肠道菌作用下可发生还原性脱氨基作用，生成氨。

（四）从生物拮抗的角度理解肠道菌群与人体健康的关系

生物拮抗是指微生物之间的互相抵制、互相排斥，甚至互相残杀的斗争。一个安定的、处于生物平衡的正常微生物群，对包括人体致病菌在内的外籍菌有明显的生物拮抗作用。生物拮抗的发生受微生物及其产生的多种分泌物质的作用，其中厌氧菌起着重大作用。生物拮抗大致有以下几种形式：①改变微环境。细菌生长过程中产生的有机酸降低了生物环境中的pH 值，可以抑制、清除外籍菌，促进肠蠕动。②占位。细菌与宿主（人）肠黏膜上皮细胞紧密结合形成"占位"性保护（生物屏障），从而排斥外

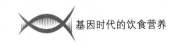

籍菌。③营养争夺。厌氧菌（多数是有益菌）在其特定的生物环境内数量很大，在与外籍菌的营养争夺上处于优势，从而限制了外籍菌的生长繁殖。④分泌抗菌物质。在生物拮抗中微生物产生的抗生素、细菌素的作用至关重要，对外籍菌具有强大的抑制力、杀伤力。⑤免疫作用。正常微生物群与宿主的免疫力配合，也可产生有效的生物拮抗。

（五）肠道菌群的主要作用

1. 吸收营养作用

双歧杆菌在肠道内发酵后可产生乳酸和乙酸，能提高机体对矿质元素如钙、铁的利用率，促进铁和维生素 D 的吸收；双歧杆菌能发酵乳糖产生半乳糖，半乳糖是构成脑神经系统中脑苷脂的成分，与婴儿出生后脑的迅速生长有密切关系；同时双歧杆菌还可以产生维生素 B_1、B_2、B_6、B_{12} 及丙氨酸、缬氨酸、天冬氨酸和苏氨酸等人体必需的营养物质，对于人体具有重要的营养作用。

2. 生物拮抗作用

在肠道表面有一层"菌膜屏障"。这层"菌膜屏障"像是一道壁垒，对于经过肠道的外源性微生物（包括很多有害菌病原体）设置了一种天然的隔离罩，使它们在肠道内失去生长繁殖的落足点，从而抵御了有害菌的侵袭。

3. 免疫作用

肠道内的双歧杆菌可自我溶解，令菌体的成分被机体吸收，有助于人体免疫能力的提高。

4. 排毒作用

肠道菌群可促使肠蠕动，保持人体正常的排便功能，把肠道内有害有毒物质及时排出体外；双歧杆菌还能阻止多余胆固醇的吸收，加速肠道内有害物质和毒素排出体外，起到清理的作用。

5. 抗肿瘤作用

肠道内存在使食物成分转变成亚硝胺等致癌物质的坏细菌，双歧杆菌具有分解亚硝胺的作用。此外，双歧杆菌还可激活机体巨噬细胞活性，因而有助于抑制肿瘤细胞，同时还能降解、清除体内的致癌因子，激活体内的抗肿瘤细胞因子。

6. 抗衰老作用

青春双歧杆菌和乳杆菌能抑制腐败菌生长，减少其代谢产物中的氨、硫化氢、吲哚及粪臭素等有害物质的生成。除此之外，科学家还发现青春双歧杆菌有逆转衰老基因的作用。

（六）精准医学对肠道菌群的主张

精准医学经系统研究认为，肠道菌群与人们的身体健康息息相关，肠道是人体最大的免疫器官，是人体第二大神经器官，是人体防治疾病、保障健康最安全、最理想的一个切入点；人体肠道菌群执行大部分的能量代谢功能，肠道微生物的结构与组成对肥胖、心血管疾病、糖尿病、类风湿关节炎、孤独症有明显的影响。

此外，其倡导个体化营养饮食和个性化健康精准管理，主张人们要按照人体肠道微生物检测报告制定个性化的饮食习惯、生活方式、益生菌剂、昼夜节律等精准管理。其通过研究指出，肠道微生物检测有利于个性化健康管理和个性化干预，预警突发传染性疾病的防控，降低慢性复杂疾病的风险。主张人们通过早期筛查，选择健康的生活方式，从而提高全民健康水平。

众所周知，肠道更像是一个影响机体各个方面的"器官"，这个器官的状况，对人体的健康程度有着重要影响。肠道菌群失衡正成为一些非感染性慢性疾病的病因，肠道菌群也成为研究新的治疗方法的切入点。从生活方式的调整入手，把好人体健康最安全、最理想的关口——肠道，是十分理智的选择。

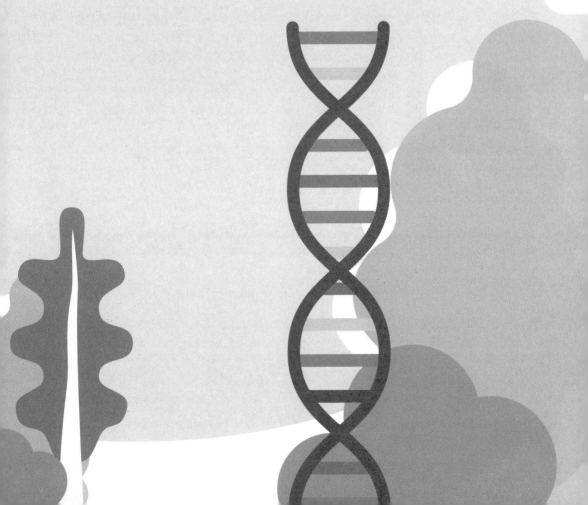

第四章

防癌与饮食

癌症形成的机制非常复杂，是遗传、环境、精神心理以及生活方式等因素共同作用的结果。而饮食是我们与外界进行物质交换的最重要方式。吸收合理营养能够固本强基，为健康提供坚实的物质保障，而吸收不合理的营养则可能损害我们的免疫系统，并刺激癌症的发生和加重其发展。

世界癌症研究基金会指出，30%～40%的癌症病例可以通过保持合理的膳食习惯、适量适度的身体活动等措施加以预防。世界卫生组织也指出，四成的癌症患者死亡归因于不良的膳食和生活方式，而仅仅是改善膳食习惯，就可减少10%的癌症死亡率。

一、从基因组学的角度探讨精准饮食预防重大遗传疾病的机理[①]

在生命科学领域，随着细胞学的创立，分子生物学、基因组学、药物基因组学相继获得长足发展，最近又发展到了新篇章——营养基因组学。本部分对生命科学的深入发展进行论述，从基因测序入手，结合基因突变与基因营养的相互作用，探讨基因营养防控前癌细胞形成的理论与方法。

基因组学的深入研究表明：组成基因的碱基对发生改变才会导致癌症。癌细胞出现最早期的信息是蛋白质合成时的信使基因 mRNA 表达异常。mRNA 表达异常，是癌细胞形成的超早期的基因信息，因此，检测

---

① 本部分来自笔者在广州市精科生命科学研究院的工作论文：《从基因营养与基因突变的作用机制探讨精准饮食预防重大疾病的基本原理》，笔者曾在世界中联药膳食疗专委会 2019 年在深圳召开的首届世界食疗与营养大会上交流该论文，之后该论文被收录在《药膳世界》（内部刊物）中。

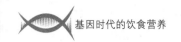

mRNA 表达的异常性，是捕捉癌症超早期信息的科学手段，也是实现癌症超早期防治的有效措施。

（一）从细胞学原理认识癌细胞形成的过程

1. 人体生长的基本方式——细胞分裂

德国植物学家施莱登和动物学家施旺，共同创立了细胞学说，这一学说被恩格斯誉为 19 世纪自然科学的三大发现之一，也为达尔文的进化论奠定了微观物质基础，开辟了生物学发展的新阶段。

细胞学说认为，细胞本身的繁殖是以细胞分裂方式进行的。单细胞生物通过细胞分裂产生新个体；多细胞生物能以细胞分裂的方式不断产生新细胞。刚出生的婴儿只有 3 千克左右，而小学生就有几十千克了，这都是细胞分裂的结果。植物生长也靠细胞分裂，活细胞和生物体一样，要经过生长、衰老、死亡三个阶段。

细胞是组成生命体的基本单位，人体的一切生命活动都是由细胞完成的。一个成年人由 40 万亿~65 万亿个、几十种形态结构不同、功能各异的细胞组成。构成细胞的所有化合物，都是由存在于自然界的化学元素按一定方式结合组成的。细胞由细胞壁、细胞膜、细胞质和细胞核四个部分组成。细胞中有细胞膜，在膜上面有各种蛋白质。细胞膜被称为细胞的门户，门户可以接收来自外界的信息，并能调节细胞的生命活力。细胞膜上面的蛋白质可以识别在它身边游离的各种物质，如果这种物质是细胞所需要的，那么它就会打开门户，与它进行组合。

细胞核是细胞的核心物质，通常位于细胞的中央。一般来说，细胞只有一个细胞核，但是，也有一些细胞会有两个甚至多个细胞核。细胞核分为核膜、核仁、核质和染色质（或染色体）四个部分。细胞核里的染色体是遗传物质的载体，由 DNA、蛋白质和 RNA 等组成。DNA 可精确地复制遗传信息，由母细胞进行自我复制并平均分配到子细胞，以保持遗传的稳定性。DNA 的一定序列被转录成 RNA 后，RNA 可通过核孔进入细胞质，再进一步被翻译成有各种功能的蛋白质。细胞核是控制细胞代谢功能的核心。

所有慢性疾病都是细胞代谢障碍的结果。如糖尿病是由于细胞的糖代谢发生了障碍，肥胖是由于细胞的脂代谢发生了障碍，而癌症则是由于细胞的氧代谢发生了障碍。只有让我们身体的细胞都充满活力，每个细胞都处于健康状态，疾病才有可能痊愈。当机体少部分细胞出现代谢障碍，人体就会处于所谓的亚健康状态，就会出现一些能被医学手段检测到的变化，这种变化被称为前疾病。

另外，人们长期食用既缺乏营养又含有多种毒素的食物，长期饮用和呼吸充满各种毒素的水和空气后，机体就会营养不良和毒素超载。其结果就是引发各种疾病。从分子生物学的角度来讲，人类所有疾病都是机体细胞代谢障碍的结果。细胞代谢障碍发生的原因只有两个：一个是细胞营养不良，另一个就是细胞毒素过多。当机体所有的细胞代谢都正常时，人体就会处于健康状态，此时机体充满活力。

2. 人体细胞的基本营养——蛋白质

人体的细胞每天都会死亡和新生。人体摄取的营养物质经过一系列的化学反应转化成新细胞以及能量，转化成的新细胞释放能量而协同进行的过程即为代谢。

营养学认为，营养素是食物中可供人体活动消耗、提供能量、构成机体成分、进行细胞修复和生理调节功能的化学成分，凡是能维持人体健康以及生长发育和劳动所需的各种物质均为营养素。人体需要的营养素有蛋白质、脂肪、碳水化合物、矿物质、维生素、水、纤维素七大类。与本部分研究的超早期癌症基因检测最相关的是蛋白质（三大营养素之一）。

蛋白质是人体内普遍存在的一种由氨基酸组成的生物大分子。蛋白质的分子量很大，种类很多。人体每天必须补充足够的蛋白质，蛋白质是构成细胞的重要物质。人体多种多样的生命活动也都是蛋白质特殊结构功能的具体表现。蛋白质占人体干重的45%。

蛋白质的消化吸收是在胃中被胃酸和胃蛋白酶消化，更多的蛋白质是在小肠中被胰脏释放的酶消化，最后在肠内分解成氨基酸。氨基酸通过吸收进入门静脉，再输进肝脏，并从这里进入总循环，即三羧酸循环。三羧酸循环是碳水化合物、脂肪和蛋白质三种营养素在体内被彻底氧化的共同代谢途径，也是这三种营养素与其他一些氨基酸代谢联系和互变的枢纽。有机物互变的联络机制是人体获得能量的主要方式，也是为人体细胞合成

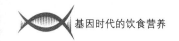

提供物质的主要方式。蛋白质的代谢始于蛋白质分解成氨基酸。氨基酸首先必须通过转氨基和脱氨基的作用，脱下氨基，脱氨基需要转氨酶和维生素 B$_6$ 的转化，氨基从一种氨基酸脱下来与另一种酮酸转化成另一种氨基酸，这需要磷酸吡哆醛作为辅酶，还需要鸟氨酸氨基肽酶的参与。脱氨基、去氨基的转化是在肝脏和胃脏内的脱氨酸酶的转化作用下进行的。

蛋白质在酶的催化作用下，使肽键断裂，形成氨基酸，并通过 DNA 的复制合成新的蛋白质，成为人体细胞分裂增长的物质。

3. 细胞生物合成的基本方式——酶催化

自然界的生命是在氨基酸产生之后才逐渐诞生、进化的。人的机体中有 80 多种氨基酸，其中有 20 多种是组成蛋白质的基本材料。这 20 多种氨基酸以不同数目、不同排序方式、不同连接方式组成千百万种不同的蛋白质。氨基酸对人体中物质的合成、分解和转换有着重要的作用。人体细胞内每分钟要发生几百万次化学反应。这么多的化学反应之所以能够顺利迅速地进行，是因为人体内具有众多的酶。酶是人体细胞中起催化作用的特殊蛋白质。如人体的胃每天要分泌 1 500～2 500 毫升胃液，胃液的主要成分是水、盐酸和酶。

酶主要由蛋白质组成，是生物体内细胞产生的一种催化剂。酶能有效地催化生物体内各种生物化学反应。这种催化能力被称为酶活力或酶活性。酶活性具有专一性，一种酶只能催化一种或者一类底物，如蛋白酶只能催化蛋白质，将其水解成多肽。人体内存在大量的酶，结构复杂，种类繁多，目前为止已发现 3 000 多种酶。人体内有胃蛋白酶、胰蛋白酶等多种水解酶。人体从食物中摄取的蛋白质，在胃蛋白酶的作用下，水解成氨基酸，然后再在其他酶的作用下，选择人体所需的 20 多种氨基酸，按照一定的顺序重组结合成人体所需的各种蛋白质。

细胞中所有 DNA 都在细胞核内，而蛋白质则存在于细胞质内。DNA 大分子无法进入细胞核，必须从 DNA 那里拷贝一份密码并带入 RNA 中。

RNA 的生物合成过程叫转录，转录需要各种酶的参与。研究表明：DNA 分子中具有催化功能的核酸酶，同时具有信使功能和催化功能，可以实现遗传信息的复制、转录和翻译。核酸酶具有核苷酸序列的高度专一性，这种高度专一性使核酸酶具有巨大的应用与研究价值。我们可以从病毒基因组的全部排序，设计合并出具有防病毒的核酸酶。与生命遗传直接相关的酶类主要有：解旋酶（DNA 复制、DNA 转录）、聚合酶（DNA 聚合、RNA 聚合）、合成酶（合成各种蛋白质）、逆转酶（RNA 指导的 DNA 聚合）等。酶家族成员的数量巨大，一个基因一个酶，人的许多遗传性疾病跟酶的缺失或缺陷息息相关。酶是蛋白质水解、氧化、合成以及消化吸收与代谢的强力催化剂。若要健康，必须关注酶，精准饮食可以使人体细胞拥有充足的酶。人体细胞具有充足的酶，有利于人体的消化吸收与代谢、蛋白质的合成、细胞的分裂、抑癌基因的稳定、抑制前癌细胞的形成。

4. 一个正常细胞演变成癌细胞的两个阶段

一个正常的细胞演变成癌细胞，细胞会经历致癌物质与促癌物质，内源性和外源性的反复作用的过程。这个过程又可分为两个阶段。

第一阶段为激发阶段。这个阶段的激发剂是致癌物质。致癌物质使正常细胞变成了一个潜在的癌细胞。激发剂是特异的，可对细胞产生不可逆的影响，而且是有记忆作用的物质，若在经过一次致癌或促癌物质，即内源性或外源性激发后，间隔相当长的时间再激发，仍然有致癌作用。激发成功的概率很低。如致癌物质二乙基亚硝胺在肝细胞的激发成功率为 1×10^{-6}，即为百万分之一，一旦激发成功，被激发细胞中 DNA 发生的变化却可以通过 DNA 的复制传递给子细胞，从而使这些改变固定下来，成为一个潜在的癌细胞。但是，这个细胞还不是真正意义上的癌细胞，而仅仅是一个潜在的癌细胞。

第二阶段为促发阶段。促发阶段亦被称为辅助致癌阶段。许多物质本身并无致癌性质，但在被激发多次的反复作用下，则可使细胞发展成为一个癌细胞。致癌物质与促癌物质在激发阶段与促发阶段都表现出内源性与外源性。内源性主要是营养物质的适合与均衡，外源性主要是生活环境与生活方式，亦包括情绪状况都存在着一击性与多击性两大方面的因素。

人体细胞在内源性和外源性的作用下，产生一击性或多击性激发，细胞经激发阶段过渡到促发阶段。激发阶段使致癌物质由潜在癌细胞变成活性癌细胞，抑癌物质由被抑阻变成被激促，两个阶段的演变过程是一个正常细胞演变成癌细胞的过程。

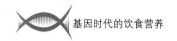

5. 引起细胞变异的主要因素

引起细胞变异的物理因素有紫外线和电离辐射，紫外线辐射可能会使DNA链上两个相邻的胸腺嘧啶发生聚合反应，形成胸腺嘧啶二聚体，从而使DNA的结构发生改变，阻止DNA的复制和转录。紫外线辐射能使DNA损伤，从而导致免疫受到抑制，增加人患重大疾病的风险。

电离辐射可引起DNA不同程度的损伤，造成DNA链断裂、碱基聚合、糖苷键断裂等，从而导致染色体畸变、基因突变、细胞死亡等情况。

化学因素主要有烷化剂，如烷基硫酸酯类，烷基碳酸酯类、亚硝基化合物、环氧化合物。

自发突变或损伤生物因素是指人体受了DNA病毒和RNA病毒的感染，这些病毒是一类致癌病毒，即能引起细胞转化成前癌细胞或导致发生肿瘤的病毒。RNA病毒被称为逆转录病毒。这种病毒在入侵宿主细胞时，RNA经逆转录成为与之互补的DNA（CDNA），然后被整合到宿主细胞染色体基因组中，并随宿主细胞染色体的复制而复制，一旦被活化为癌基因，便能引起细胞癌变。自发突变或损伤，是人体不接触任何致病突变剂，也可能自发产生基因突变的自然现象，原因包括DNA复制时的碱基错误配对、碱基的互变异构等。

（二）重大遗传疾病产生的根源——基因变异

基因是决定一个生物物种所有生命现象最基本的因子。基因有两个特性，一是能忠实地复制自己，以保证生物的基本特征。二是基因能突变。基因突变也有两个特性，一是致病突变；二是自然突变，即通过突变使生物在自然进化中进化出最适合自然的个体。基因的载体是染色体，在细胞分裂的不同阶段，染色体的形状不同。在细胞开始分裂的时候，染色体呈丝状，并逐渐在细胞核的中央排成一排，然后按原样复制成两份，接着这两份丝状物分别向两端移动。细胞分裂完成的时候，染色单体分别进入两个新的细胞中，而且新细胞和原来的细胞一模一样。染色体是基因的载体，是遗传的因子。这就是细胞分裂实现遗传性分裂转化的机制。细胞分裂的时候，DNA分子的复制一般发生在细胞的有丝分裂期间，这期间一个DNA分子复制成两个一样的DNA分子。在细胞有丝分裂期间，DNA分子是在"解旋酶"的作用下，把扭在一起呈螺旋状的长链的 DNA 解开，形成两条相同 DNA 的单链。被解开的单链是母链，母链在"解旋酶"的酶促作用下，与周围环境中的游离碱基配对，从而形成与母链互补的两条子链，这样一个 DNA 分子在酶促作用下形成了两个完全相同的新 DNA 分子，这就是 DNA 的复制过程。DNA 复制过程包括复制引发、延伸、终止三个阶段。遗传信息可以从 DNA 传递给 DNA，或从 DNA 传递给蛋白质，但不能反向从蛋白质传递给 DNA。

DNA→DNA 是复制，DNA→RNA 是转录，RNA→蛋白质是翻译。转录的内容是 DNA 的遗传信息，它经过一个复杂的过程传递给 RNA，RNA 根据所含的遗传信息吸收氨基酸并排列组成新的蛋白质。从转录到翻译，DNA 分子中有 4 种不同的碱基排列组合的编码，这一过程中发生的变异被称为基因突变。基因突变包括单点突变和多点突变，具有随机性、低频性和可逆性等特性。

父亲精子中的 23 条染色体与母亲卵细胞中的 23 条染色体结合共同组成了新的人体细胞完整基因组。从受精卵开始，人就有了双倍的染色体，即 23 对染色体。除生殖细胞外，人体细胞的细胞核内都有 23 对，即 46 条染色体。在 46 条染色体中，有 2 万至 2.5 万个蛋白质编码基因的基因组。每个基因都有由四种碱基 A（腺嘌呤）、C（胞嘧啶）、G（鸟嘌呤）、T（胸腺嘧啶）组成的碱基对。碱基对是构成 DNA 的基本单位，不同的碱基对排列顺序可以形成不同的基因，因此碱基对的排列顺序和标记位置是基因序列图谱的重要组成部分。我们利用基因测序技术对基因碱基对进行分段、测序、拼装，从而发现基因缺失、缺陷等变异信息。

1. 基因突变诱发癌症的机制

1969 年美国学者希布纳和托达罗提出了癌基因学说，促进了癌症发生机制研究的发展。一种能使正常细胞转变为癌细胞的基因被称为致癌基因（Onco-gene）。致癌基因处于被抑制状态时，为人体正常细胞。只有当细胞内有关的调节抑阻机制遭到破坏，癌基因才表达为致癌基因，使人体出现细胞癌症病变。

与此同时，人体内还存在不同种类的抑制癌症的基因，这些基因被称为抑癌基因（Anti-oncogene）。研究表明，在人体第 13 号染色体的基因位

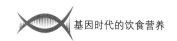

点上控制癌变的基因就是抑癌基因。抑癌基因发生突变就变成致癌基因。研究发现了多种抑癌基因，主要是 P53 和 P21。抑癌基因 P53 序列特异结构区域 273 结合致癌物从而抑制癌的产生。P53 蛋白本身可以抑阻细胞进入 S 期，而 S 期是 DNA 复制的关键期，从而抑阻癌细胞的复制。P21 蛋白可以抑阻细胞周期蛋白依赖激酶（DK）活性并能抑阻增殖细胞核抗原功能，从而抑阻 DNA 合成。例如：乳腺癌基因突变机制。乳腺癌是多基因和环境因素共同作用的结果。研究表明：生理因素、生物学因素、生活环境因素等与乳腺癌密切相关。易感基因 BRCA1 是与乳腺癌密切相关的一个重要基因，它参与了细胞周期的调节、DNA 损伤修复、基因的转录和调控。BRCA1 基因定位于 17 号染色体，全长约 100kb，有 24 个外显子，编码一个含有 1 863 个氨基酸残基的蛋白质。BRCA1 基因突变或缺失，会导致基因结构不稳定，促进细胞增殖，阻止细胞正常分化，从而诱发乳腺癌。BRCA1 基因突变与家族性乳腺癌的发生密切相关，基因缺陷按染色体显性遗传方式遗传给子代在乳腺癌发病中起着重要作用，BRCA1 基因的突变分布于整个基因区域，而没有突变热点，因此，高危人群需对整个基因进行测试。

2. 蛋白质合成过程的基因表达

蛋白质必须被分解为氨基酸才能通过肠道的内壁吸收，而后先送入肝脏，再进入血液。

蛋白质的质量由它的成分决定。蛋白质中重要的氨基酸有 20 多种，可分为必需氨基酸和非必需氨基酸两大类。必需氨基酸包括赖氨酸、蛋氨酸、亮氨酸、异亮氨酸、苯丙氨酸、色氨酸、苏氨酸、缬氨酸、组氨酸（仅小儿时期必需）。这 9 种是人体不能合成的，需由食物供给，因此被称为"必需氨基酸"。"必需氨基酸"是蛋白质合成中重要的营养素。我们的身体每天分解约 300 克蛋白质。

科学研究已经破译了蛋白质合成的密码——DNA 信息流动功能物质 RNA。细胞的 RNA 分三种：mRNA（信使 RNA）、tRNA（转运 RNA）、rRNA（核糖体 RNA）。它们的功能各不相同。mRNA 是合成蛋白质的模板，tRNA 是转运特异氨基酸的运载工具，rRNA 是合成蛋白质的装置。mRNA 的碱基序列决定着蛋白质装配过程中氨基酸的序列，mRNA 在细胞核中合成后，从核孔进入细胞质，与核糖体结合成为蛋白质合成的场所。氨基酸被运载工具 tRNA 转运入核糖体。每次每种转运只能识别转运 1 种氨基酸。当转运了 1 个氨基酸进入核糖体以后，这个氨基酸就以 mRNA 为模板，按照碱基互补配对原则，把转运来的氨基酸放在相应的位置上。转运完毕以后，tRNA 离开核糖体，又去转运下一个氨基酸。当核糖体接受两个氨基酸以后，第二个氨基酸就会被移至第一个氨基酸的位置上，并通过肽键与第一个氨基酸连接起来，与此同时，核糖体在 mRNA 上会移动 3 个碱基的位置，为接受新运载来的氨基酸做好准备。上述过程如此往复地进行，肽链也就不断地延伸，直到 mRNA 上出现终止密码子为止。肽链合成以后，从 mRNA 上脱离，再经过一定的盘曲折叠，最终合成一个具有一定氨基酸顺序和功能的蛋白质分子。

细胞中心法则是描述生物分子信息流动的原则。DNA 在表达时先根据碱基互补配对原则形成信使 RNA，再由信使 RNA 根据碱基互补配对原则通过转录 RNA，完成翻译工作，合成肽链，之后用于合成蛋白质，从而表达出基因。

3. 蛋白质合成信使基因的表达异常

肽链不断地延伸，直到 mRNA 上出现终止密码子为止。肽链合成后，从 mRNA 上脱离，再合成下一个蛋白质。这是正常细胞合成的程序。但是，当人体细胞在内源性和外源性的作用下，产生一击性或多击性激发，细胞进入激发阶段后，会使致癌物质由潜在变成具有活性，抑癌物质由抑阻变成激促，这时 mRNA 将不断发出指令，或发错或乱发指令，或不发终止密码子。这时，基因便不可避免地出现变异。

高通量二代测序的深入研究，已通过蛋白质合成的密码，即 DNA 信息流动功能物质 mRNA，发出 tRNA 运转氨基酸合成蛋白质的表达，并通过定时定量测定癌相关基因 mRNA 的合成与表达数量，判断肿瘤进入临床阶段之前的相关肿瘤发生风险水平，为采取相应的干预措施降低癌基因 mRNA 的合成与表达，阻止肿瘤细胞增殖至临床期等方面取得巨大的进展。随基础研究所形成的检测技术，为癌症的超早期防治提供了科学的依据和评估标准。

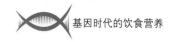

4. 癌症基因的测定

（1）可测定的癌症相关基因：甲胎蛋白基因（AFP）、癌胚蛋白基因（CEA）、黏蛋白-1基因（Muc-1）、黏蛋白-4基因（Muc-4）、沙门菌肠毒素基因（Stn）、端粒酶逆转录酶基因（h-TERT）、环氧合酶-2基因（COX-2）、人表皮生长因子受体-2基因（Her2）、OC125糖白蛋基因（CA125）、前列腺特异性抗原基因（PSA）。

（2）可测定的癌症种类：食管癌、肺癌、胃癌、胰腺癌、胆道癌、结肠癌、肝癌、前列腺癌、乳腺癌、卵巢癌。

（3）癌症相关基因mRNA表达分析检测的风险评估。根据相关癌基因的表达量，从低表达到高表达依次分为5个基因表达带：①健康带；②标准带；③稍微注意带；④注意带；⑤警告带。根据评估的肿瘤细胞数量分为低风险、中风险和高风险。

（三）饮食结构影响基因的表达

1. 基因的特征使人们适应不同的饮食结构环境

脂肪酸去饱和酶基因包括脂肪酸去饱和酶1基因（FADS1）和脂肪酸去饱和酶2基因（FADS2），它们表达后产生的酶与脂肪酸的消化有关。研究者称，这两个基因帮助我们的祖先适应了一种活动范围更大的生活方式。

研究的结果显示，这种生活方式的改变是饮食结构改变的结果。人类的饮食结构一直在改变，脂肪酸去饱和酶基因成为自然调适的因子。研究者称，在早期人类进入新环境之后，脂肪酸去饱和酶基因受到很强的自然选择作用，"该基因在世界不同地方以多种方式发生改变"。

受自然选择青睐的基因突变，帮助早期人类消化了新的食物类型。具有脂肪酸去饱和酶基因突变的人能够消化新的食物，存活下来并抚养后代，而不具有这种基因突变的人则逐渐死亡。受自然选择青睐的脂肪酸去饱和酶基因突变或许还帮助印度人适应了以植物为主的饮食。

2. 不同的饮食结构会影响基因的表达

特定的饮食可以影响干细胞的可塑性，进而抑制肿瘤的发生。不合理的饮食通过增强干细胞的可塑性促进肿瘤的发生。肿瘤细胞迥异于正常细胞的代谢特征被认为与恶变的基因组、线粒体损伤和缺氧微环境密切相关。正常细胞的恶性转化过程伴随一系列癌基因的激活，以及抑癌基因的失活，这些基因组的改变可通过相应的通路引起细胞代谢方式和能量来源的转变。抑癌基因 P53 突变或表观调控失活之后，细胞有氧糖酵解增加，氧化磷酸化被抑制。肿瘤组织中的缺失性突变，可引起通路过度活化，并在肿瘤代谢中发挥着重要的调节作用。癌基因的激活则可引起肿瘤细胞代谢途径的改变，最终导致肿瘤细胞由氧化磷酸化途径转向糖酵解途径。

科学家认为，80%～90%癌症由环境因素引起，其中约35%与膳食有关，合理的膳食有可能使人类癌症减少1/3。以往研究发现，多种肿瘤中 KLF17、CDH1 和 LASS2 三个抑癌基因低表达，且抑癌基因的共沉默与肿瘤患者生存期短的相关性很强。现在研究已证实 miRNA（核糖核酸）的异常调节与恶性肿瘤也有强相关性，许多 miRNA 经常可以对多个靶基因进行调控。

有研究者认为，调节 miRNA 在细胞内的水平或能释放抑癌基因，这在未来有可能成为一种更加有效的肿瘤治疗手段。研究发现，肿瘤中 miRNA-9 可同时抑制三个抑癌基因 KLF17、CDH1 和 LASS2 的表达。因此，科学家们正在努力研究，以寻找在癌细胞内减少 miRNA-9 水平的办法，借此解除抑癌基因的低表达以抵抗肿瘤。

3. 精准的饮食营养在肿瘤早防早治中的作用

不良不当的饮食与癌症有着密不可分的关系，在癌症发生的过程中起重要作用，主要包括：

（1）癌症不同阶段与饮食的关系。饮食成分及其相关因素在癌变的启动、促进和进展阶段均起作用。

在启动阶段，饮食致癌物可能启动癌变过程，如果食用蔬菜和水果等生物活性物质，可诱导解毒酶，减少或消除致癌物对 DNA 的损伤。在促进阶段，能量平衡和能量转变是保持正常细胞行为，或是不正常细胞扩展的关键。在进展阶段，含大量脂肪的高能量饮食可产生更多脂质过氧化物和氧自由基，这些自由基在癌形成后期对 DNA、核酸等大分子物质有巨大的破坏作用，然而在植物性食物中广泛存在的抗氧化剂，则可减少自由基的产生。

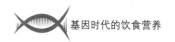

（2）癌症与营养素的关系。总饮食质量决定着人体的营养状况，从而决定着癌变过程的转归。如果饮食中含致癌物质或促癌因素多，含抗癌成分或抗癌因素少，则会促癌；反之则抑癌。

（3）促进内源性致癌物的产生。不合理的饮食结构和食物加工方式是多种癌症发生发展的重要原因。

如酒精本身无致癌作用，但可加强其他致癌物的作用，其机制可能是改变细胞膜的渗透性或作为致癌物溶剂，使致癌物易进入对其敏感的器官组织。

（4）代谢与营养。摄入高能量食物会增加患乳腺癌、直肠癌、子宫内膜癌、膀胱癌、肾癌、卵巢癌、前列腺癌和甲状腺癌的风险。在维持正常细胞行为方面，能量不平衡包括能量的摄入量和体力活动的不平衡，很可能通过特异的激素和生长因子增加致癌风险。

（5）基因调控与营养。与肝癌相关的新基因——转甲状腺素基因可能与维A酸转运有关，加入维A酸后发现其可明显抑制肝癌细胞生长。含典型亮氨酸结构的HP3基因可能与细胞生长相关。研究已表明许多癌基因结构、转录和表达与营养素密切相关。

（6）癌症与营养成分缺乏。最早受到关注的是维生素C，其低摄入量与胃、食管、口腔、胰腺、宫颈、直肠、乳腺、肺等部位肿瘤高发生率相关，维生素C缺乏会导致亚硝胺合成，还会降低人体免疫能力。许多流行病学资料显示，低纤维素摄入量与结、直肠癌的高发生率相关。

总而言之，在异常因子的刺激下，DNA双螺旋结构中的遗传性原癌基因或后天突变性癌基因被激活并复制后转录为mRNA，mRNA的表达量可以通过采集为标本，使用"癌相关基因mRNA表达分析检测"方法进行定量分析检测，并根据表达量估测出肿瘤细胞发生数量，从而判断和评估当前的癌症发生风险水平。细胞发生基因变异或受遗传性的影响，致使DNA信息流动功能物质mRNA异常表达，而产生数百甚至数千个肿瘤细胞。但是机体的免疫系统能够不断地识别和清除这些肿瘤细胞，从而保持机体处于动态平衡的健康状态。当异常环境因子持续存在或者恶化以及机体免疫系统机能低下，导致肿瘤细胞数量不断地增殖，到形成直径大于0.5厘米的实体肿瘤时，PET-CT等可以将肿瘤检出。从肿瘤细胞的异常增殖到形成能被临床检测的实体肿瘤，需要 5～20 年的时间。这段时间是干预恶性肿瘤细胞增殖，阻止临床肿瘤产生的最佳时期。

目前，已能通过定时定量测定癌相关基因 mRNA 的合成与表达数量，判断肿瘤进入临床阶段之前的相关肿瘤发生风险水平。研究表明，当体内肿瘤细胞增殖形成直径大于 0.5 厘米的实体肿瘤时，临床影像检查方法 PET-CT 可以检出。但此时患者体内的肿瘤细胞数量已经大于 1 个亿，处于体内癌变过程的最后阶段。研究表明，体内恶性肿瘤细胞的生成数量大于 100 万时，机体已处于发生临床肿瘤的高风险状态。因此，早期检测与评估临床期之前体内肿瘤细胞的发生数量及风险水平，确认肿瘤亚健康状态，并实施有效的干预措施以阻止肿瘤细胞的增殖，在癌症防治中非常重要。科学已经证明，在癌症症状出现前经过筛查可以发现癌症。癌前病变前的饮食营养调治有着事半功倍的防治效果。

识别易感基因，就是在人体未发病时对基因中易感疾病的基因进行识别，研究表明有 6 大类 72 种易感基因可被识别。识别这些易感基因，进行患病风险评估及基因突变诊断，从而实现早预防早干预，能够实现防止疾病发生的目的。例如，基因检测就可帮助识别有明显遗传易栓症病史，伴有静脉血栓、肺栓塞等家族史或过去史，以及有红斑狼疮、抗磷脂综合征、高血压、糖尿病、心脏病的特定孕妇，医疗人员可据此对其进行个性化指导。

卫生部原部长陈竺强调中国 13 亿人的健康不可能光靠看病、吃药、打针解决，而要以预防为主。早在他担任我国人类基因组研究中心南方中心主任时，就在清华大学演讲时指出：我国一贯提倡以预防为主。应该在一个人刚出生的时候就进行疾病易感基因识别，在早期把风险人群挑出来，然后在环境因子、生活方式上实施干预。

我们的先人在 2 000 多年前就提出了药食同源、治未病的观点，是多么具有智慧啊。随着生命科学不断发展，基因检测为东西方饮食健康文化注入了科学的精髓，让饮食为疾病防治注入灵魂，也为我们持之以恒地研究开发的药膳食疗提供了可靠的支持。我们可以预见，精准饮食营养习惯将成为人们追寻健康的必然选择。

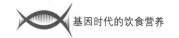

二、饮食营养与癌症病因形成前的早防早控①

1981 年，世界卫生组织就提出 3 个"1"的防癌策略：1/3 的癌症可以预防；1/3 的癌症可以通过早诊早治治愈；1/3 的癌症可以通过综合治疗提高患者生存质量、延长患者生命。但是，30 多年来，我国恶性肿瘤发病率每年仍保持较高增幅。2019 年 4 月 15 日至 21 日，在第 25 届全国肿瘤防治宣传周暨中国抗癌日活动中，国家癌症中心数据统计显示，2019 年我国年度恶性肿瘤发病人数约 392.9 万，死亡人数约 233.8 万，平均每天超过 1 万人被确诊为癌症。面对来势汹汹的癌症，大会提出了癌症三级预防措施，并把病因预防排在首位。

精准医学研究表明，癌症是由生活饮食等异常因子作用于人体基因的遗传缺陷，促使基因发生变异导致。营养基因组学是研究营养对基因的作用及其对疾病影响的科学，它以个体的基因型特征为基础，通过营养素对细胞的调节作用，把握人体对营养素的需要量以及营养素的反应，从而预防疾病的发生发展。营养基因组学始终以控制危害健康的因素为核心，以超早期预防，即未病先防、既病防变为目标。运用营养基因组学探讨癌症的三级预防，尤其是病因预防，有极大的技术应用空间。

（一）从癌症致病过程把握病因预防的关键

基因刚变异阶段。人类在登上月球后，却发现最大的奥秘还是人类自己，一切都与 DNA 序列息息相关，科学家需要对人类所有的基因进行全面研究，以揭开人体之谜。于是，便有了人类基因组计划，该计划目标是查明人类基因组全部约 12 万个基因，破译人类基因的遗传语言。这将使人类有可能对 5 000 多种基因病进行预防、早诊和治疗。研究表明，癌症发生最开始是基因水平的变异，然后进化到细胞水平的变异，最后是组织水平

---

① 本部分来自笔者在广州市精科生命科学研究院的工作论文：《从病因学原理与营养基因组学作用机制探讨癌症病因预防技术应用可行性》，后发表在《医学食疗与健康》2020 年第 9 期。

的变异。传统的方法仅仅能够在细胞水平变异或者组织水平变异的后期发现癌症。

随着基因测序技术的进一步发展，新一代基因测序技术（NGS）可平行检测多种基因突变，鉴别各种恶性肿瘤。如能检测甲胎蛋白 AFP，可鉴别原发性肝细胞癌、生殖腺胚胎性肿瘤。

在异常环境因子的刺激作用下，人体基因表达系统更容易发生紊乱，使原癌基因被激活或使抑癌基因进入沉默状态。与 DNA 修复有关的基因发生调控错误，会导致变异细胞的生长进入不受控制的状态，细胞开始无休止地分裂增殖，从而迅速形成肿瘤组织。目前各国科学研究已经发现近3 000 个遗传性易感基因。有研究表明，人的一生大约会有 200 个基因发生突变。基因检测是一项通过检测细胞 DNA 来筛查早期癌症，发现家族易感基因的新兴技术；基因突变检测，是肿瘤超早期诊治与防控的关键。

在基因刚变异的阶段，营养基因组学预防技术应用的任务就是针对健康人群进行全基因组测序，全面预测遗传基因，从而探知疾病和环境的相关性，即针对携带疾病易感基因人群，进行疾病易感基因检测，进一步探知由遗传决定的易患某种或某类疾病的倾向性。同时，进行营养吸收代谢能力基因检测，为该人群制订既符合主体基因型，又符合营养吸收代谢能力的营养方案。

在基因刚变异的阶段，重点要预防不当饮食的营养素成为致癌物质的直接前体。长期营养素摄入不均，常吃致癌食物的人，体内可能会启动癌变过程；保持营养素均衡摄入，多吃富含生物活性物质的蔬菜和水果等，可诱导解毒酶生成，减少或消除致癌物对 DNA 的损伤，可抑制内源性病变因素，从而抑制基因变异的启动。表观遗传学的研究表明，人的一生大约会有 200 个基因发生突变，良好的生活习惯可以塑造更优良的基因表达控制，因此，要重点预防饮食营养素成为致癌物质直接前体，形成更加良好的生活饮食习惯，避免外因异常因子作用并激活原癌基因、灭活抑癌基因。从疾病易感性与营养吸收代谢能力的基因源头，将异常环境因子调整为良性因子，将癌基因高表达控制为低表达，从而保持 0 期状态。

在细胞刚变异但组织未形成阶段，DNA 复制过程中出现差错这一现象具有随机性和普遍性，同时又受 DNA 错配修复体系的校正与修复，两者的

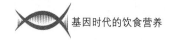

动态平衡一旦被打破，容易导致基因突变的发生，影响相应基因的表达，使癌细胞发生发展，进而形成组织。

内外环境因子的异常改变，会引起人体内相关细胞的基因变异，或导致遗传性原癌基因的异常表达，从而产生数百个甚至数千个肿瘤细胞。但是机体的免疫系统能够不断地识别和清除这些肿瘤细胞，从而使机体处于动态平衡的健康状态。当异常环境因子持续存在或者恶化以及机体免疫系统机能低下时，会导致肿瘤细胞数量增殖，从而形成组织。

在细胞刚变异但组织未形成阶段，营养基因组学预防技术应用的任务主要针对基因变异人群，进行易感基因或疾病易感基因检测。遗传性肿瘤基因检测、59 项重疾基因检测，或老年病、安全用药、个人特质等基因检测，能够进一步探知个体遗传决定的易患某种疾病的倾向。同时，进行营养吸收代谢能力基因检测，为预防疾病确定个性化的精准饮食。

在细胞刚变异但组织未形成的促进阶段，在保证营养素适合基因特征的前提下，能量平衡和能量转变是保持正常细胞行为，或使不正常细胞扩展的关键。因此，保持三大产能的营养素平衡与良好转变很重要。含大量脂肪的高能量饮食可产生更多脂质过氧化物和氧自由基，这些自由基在癌形成后期对 DNA、核酸等大分子物质有巨大的破坏作用，然而在植物性食物中广泛存在的抗氧化剂，则可减少自由基的形成及防止其巨大的破坏作用。因此，要重点预防饮食营养素成为致癌物质直接供体，避免外因异常因子作用于内因的疾病易感基因，阻止细胞继续异常增殖，将肿瘤细胞增长控制在低风险状态。

癌变发生实际是细胞基因组发生了突变，继而出现细胞生长和分裂的异常，并将有缺陷的遗传物质传递下去，直至癌组织的出现。

研究已经证明，发生癌变的细胞是致癌基因被激活，促使细胞发生转化而引起的。具体来说，人和动物细胞的染色体上普遍存在着致癌基因。在正常情况下，染色体上的遗传物质随着细胞分裂一代一代传下去，致癌基因就处于被抑制的状态。一旦细胞的正常调节过程受到阻碍，致癌基因就可能被激活，这个细胞就会转化成癌细胞。

近期的研究发现，肿瘤的发生过程实际上是非常漫长的，以"癌中之王"——胰腺癌为例，正常胰腺细胞从出现第一个致癌突变到完全转变为癌细胞需要 10 年以上的时间，而从第一个癌细胞到形成癌性肿块平均需要 7 年。如果患者能在超早期过程中发现基因异常，及早干预，就能增加战胜癌症的概率。营养素功能异常需要一段时间饮食不当的积累，才能波及基因变异，继而累及细胞变异后才会表现出来的；一旦身体开始表现出疾病，就说明身体机理已经受到了较大程度的侵害。

（二）从癌症致病病因把握病因预防的重点

2003 年 4 月 14 日，人类基因组计划测序工作宣告结束，这标志着人类获得了第一套完整的 DNA 碱基序列。从此，医学也进入了精准医疗、精准营养的时代，人类开始在基因水平上认识疾病，寻求基因与营养相结合的治疗方案。

现代医学研究证明，除外伤外，几乎所有的疾病都和基因有关系。人体中正常的基因也分为不同的基因型，即基因多态性。不同的基因型对环境因素的敏感性不同，敏感基因型在环境因素的作用下可引发疾病。引发疾病的根本原因有三个：①基因的后天突变；②正常基因与环境之间的相互作用；③遗传的基因缺陷。绝大部分疾病都可以在基因中发现病因。

癌症致病原因是异常环境因子与人体基因遗传缺陷反复共同作用引起的致病效应。这个反复共同作用的辩证原理如下：

第一，疾病内因是这一疾病区别于其他疾病的内在本质，对疾病的发生发展起支配作用，是第一位的。如陈女士，外企高管，32 岁，被确诊为乳腺癌骨转移。经检测，陈女士携带了疾病隐性遗传基因 BRCA1，携带这个基因的人患乳腺癌的风险高达 87%（一般人群患病风险为 12.75%）。

第二，疾病外因是疾病发生发展的外部条件，是第二位的。它能加速或延缓疾病变化发展的进程，在一定条件下，对疾病的变化发展进程起决定性作用。陈女士在外企工作，形成了高脂肪、高单不饱和脂肪酸、高热量及低维生素 C 等饮食特点，膳食脂肪摄入增高及蔬菜类摄入减少的环境因子，使陈女士所携带的 BRCA1 疾病隐性遗传基因发生变异。

基因检测可以对"癌症易感基因"和"DNA 损伤修复"两个方面进行检测。癌症易感基因针对的是身体对于癌症的易感性，DNA 损伤修复是指身体的修复能力。癌症易感基因是指我们身体上有哪些部位是容易发生

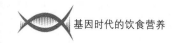

基因突变的，当那个开关开启后，身体就容易发生癌变。DNA 损伤修复是身体对相同的破坏因素的修复能力。

人类基因图谱绘制完成后得知，疾病是环境和基因相互作用的结果，可从基因层面探究病因。我们无法改变自己的基因，但能通过食物营养等因素的改变影响基因表达，从而改变基因对健康或疾病的影响方式。有研究表明，当外部的饮食 β-胡萝卜素，维生素 A、C、E 与微量元素硒等营养缺乏（外因），作用于携带的遗传缺陷（内因），人体的 KRAS 和 MYC 肺癌原癌基因被激活的风险会增加，抑癌基因被灭活的风险会增加，肺癌病因形成的风险就会增加。

切实做好病因预防要从病因的辩证关系入手。通过基因检测，看身体是否携带疾病易感基因，抓住内因的根本。例如，通过制订符合陈女士个体基因型的饮食营养方案，让陈女士不再摄入异常环境因子，并作用于本已携带疾病易感基因的机体，使陈女士带有的疾病易感基因恢复隐性状态，让已形成的病因不再发展。

（三）病因预防是把握疾病始动的根本性预防

从个体基因型对营养素的需要量探讨癌症三级预防。癌症三级预防如下：

癌症一级预防，是超早期预防，要将癌基因的高表达控制在低表达，是阻止病因不发展为临床病变，保持在 0 期状态的预防。

癌症二级预防，是早期预防，要将肿瘤细胞的增长控制在低风险，是阻止早期组织不增殖、不进入临床的归 0 期预防。

癌症三级预防，是防病变预防，要对已形成的肿瘤防扩散进入慢病状态，阻止癌病肿瘤复发，提高患者的生活质量，延长生命。

癌症一级预防亦被称为病因预防，其目标是阻止癌症的发生。所以也被称为 0 期预防。透彻理解这个 0 期预防很重要。0 就是病因为 0，病因不能成为因。如果让癌症从 0 到 1，就发生癌症了。世界万事万物，都是始于一而终于十。有了一，一就会生万物，最后就生成病因。

因此，医学界都非常重视癌症的一级预防，认为 0 期预防的任务包括研究各种癌症病因与环境异常因子的致病原理。营养吸收代谢能力与遗传疾病易感性的基因检测，能让人们知道机体携带所患疾病的种类及风险系数，并通过调整，将外部环境因子由异常变为正常，这样最有利于基因刚变异阶段，以及细胞刚变异而组织未形成阶段的预防，最有利于防微杜渐，防患于未然。超早期预防，就是要将癌基因的高表达控制在低表达的健康阶段，将肿瘤细胞的增长控制在低风险状态。早期预防，就是要将初步形成的肿块恢复到细胞增长状态。归 0 期预防，就是要阻止小于 0.5 厘米的肿块增殖，防止临床肿瘤发生。

随着基因组学的发展，研究者发现基因营养与疾病健康，特别是与癌前病变的关系尤为密切。2002 年初，第一届国际营养基因组学会议在荷兰召开，这突出地显示了基因营养因素在疾病预防中成为不可忽略的重要组成部分。

物理学研究的第一条原则，是不要以类比的方式来推理，要从最根本的真理开始思考。癌症三级预防，把病因作为一级预防摆在了首位。生活饮食摄入异常环境因子的可应用性，以及异常环境因子作用于易感基因的致病机理提出的对癌症越靠前越可控的原则，是从最根本的预防机理角度思考癌症预防的科学应用原则。这种以降低危险因素为目标的干预策略，是国内外公认的低投入、高效益的有力措施。

外因通过内因反复共同作用，致使人体遗传易患某种具体疾病的倾向，以及影响这些倾向变化的营养吸收代谢能力等基因检测都非常精准。营养基因组学逐步深入研究，始终以控制危害健康因素为核心，以超早期的未病先防、既病防变展示了广阔的技术应用空间；为降低危险因素的干预提供了有力措施，使人们对预防癌症病因的技术应用提升了信心，为人们从饮食营养的源头防控癌症病因的形成提供了不可多得的机会。

三、饮食营养与癌症临床前的防控[①]

肿瘤是环境因素和遗传因素相互作用导致的一类疾病，肿瘤的发生与

---

① 本部分来自笔者在广州市精科生命科学研究院的工作论文：《初探饮食营养与癌症临床前防控的技术应用空间》，后发表在《医学食疗与健康》2022 年第 19 期"医学食疗研究"专栏。

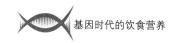

基因的改变有关。原癌基因和抑癌基因都是在细胞生长、增殖调控中起重要作用的基因。抑癌基因与促癌基因是相对的，这两种因子在人体内存在的状况，与生活饮食等异常因子形成的程度关系密切。从原癌基因与抑癌基因的作用机制入手，探讨营养基因组学在癌症临床前的预防技术有重要意义。

（一）原癌基因与抑癌基因

（1）原癌基因，俗称促癌基因。在正常情况下，存在于基因组中的原癌基因处于低表达或不表达状态，对调控细胞生长和分化、组织再生、创伤愈合等发挥着重要的生理功能。但在某些条件下，如病毒感染、化学致癌物或辐射作用等，原癌基因可被异常激活，从而转变为促癌基因，诱导细胞发生癌变。

（2）抑癌基因，俗称抗癌基因，是一类存在于正常细胞内可抑制细胞生长并具有潜在抑癌作用的基因。抑癌基因在控制细胞生长、增殖及分化过程中起着十分重要的负调节作用，它与原癌基因相互制约，维持正负调节信号的相对稳定。这类基因发生突变、缺失或失活后会引起细胞恶性转化而导致肿瘤的发生。

（二）原癌基因与抑癌基因的作用机制

1. 在正常情况下，原癌基因与抑癌基因的作用机制

第一，原癌基因在细胞内以低表达或不表达状态，使机体在生命活动中保持正常状态，在生命进化中保持高度保守，在蛋白质转录过程中保持细胞增殖的基因。

第二，抑癌基因通过正负调节信号的相对稳定性，编码蛋白质调控细胞生长，维持原癌基因的稳定性。

对于正常细胞，原癌基因和抑癌基因的协调表达是控制细胞生长的重要机制之一。

2. 在癌前病变后，原癌基因与抑癌基因的作用机制

第一，原癌基因从正常状态转变为高表达从而激活癌基因的过程，是原癌基因活化的过程。原癌基因一旦被激活，发生数量或结构上的变化

时，就可能导致正常细胞癌变。

第二，抑癌基因失活。编码的蛋白质对肿瘤的发生逐渐失去抑制作用，这类基因的缺失或者失活可以导致细胞增殖进入失控状态，甚至促使肿瘤形成。

第三，抑癌基因失活，会加速原癌基因的激活，原癌基因便会发生数量或结构上的变化，可能会导致正常细胞癌变。

第四，不同的癌基因有不同的激活方式，一种癌基因也可能有多种激活方式。

3. 癌前病变后，原癌基因与抑癌基因作用的特点

一是由慢向快变化。原癌基因被激活后，由慢向快持续进入高表达状态，逐渐导致癌前病变的发生发展；抑癌基因失活后，由慢向快持续失去对癌细胞发生发展的抑制。

二是内外因素协同。基因突变是生活饮食等异常因子与疾病易感基因反复共同作用的结果。细胞癌基因的活化与抑癌基因的失活也产生了协同作用。

三是多基因协同。不同的癌基因有不同的激活方式，一种癌基因也可有多种激活方式。两种或更多的细胞癌基因活化可能出现协同作用。

（三）从癌前病变三个方面的作用特点把握预防原则

原则一：越早诊越有利于预防。

癌前病变指的是正常的细胞在生活饮食等异常因子作用下发生数量的增加，即细胞增生；并发生形态的变异，即病变的细胞与原始形态有区别。也就是说，癌前病变是指一些疾病在任其自由发生发展的过程中有癌变的可能。癌前病变一般要经过几年甚至十几年细胞数量上的增加，以及细胞数量增加后组织形态上的改变，才会转化为癌症。这一转化过程的特点是由慢向快、持续转化的。

这一阶段亦被称为亚临床期，肿瘤尚处于可逆发展阶段，是肿瘤早期防治的关键时期。处于亚临床期的肿瘤组织是脆弱的，肿块周围尚未形成血管，通过改善机体功能，很容易在萌芽状态将其"剿灭"。肿瘤超早期筛查检测可有效检测出处于可逆的亚临床期肿瘤人群，从而筛查出肿瘤高

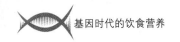

危人群。

早诊的技术先进才能确保诊断早且准确。当前肿瘤筛查技术对癌变组织可筛查的最小直径：国内普通医院：1cm（北京 301 医院：8mm）；日本顶级癌症筛查：5mm；美国顶级癌症筛查：0.625mm。现在的测序技术发展很快，可测序基因的 panel 是 500 个，测序深度是 50 000x。科学家已从细胞中分离鉴定出 100 余种抑癌基因，最常见的如 Rb、P53、APC、nm23等基因。Rb 基因（视网膜母细胞瘤基因）是第一个被分离获得的抑癌基因。

以大肠癌为例，大肠癌无创筛查技术的发明人邹鸿志博士，经过 20 多年的研究，发现 95% 的大肠癌是从大肠息肉转变过来的，一般需要 5 ~ 10年的良性发展过程。大肠息肉分为炎性息肉和腺瘤性息肉。后者恶变的概率较前者高，其已被公认为癌前病变。腺瘤性息肉不会自行消退，药物也难以将其消除。为此，邹鸿志博士团队开发出早期大肠癌粪便基因检测产品，可检测发现癌前腺瘤（≥1 厘米），预防大肠癌的发生。研究表明，大肠癌并不可怕，它是一个可防可治的疾病。因此，我们一定要按癌前病变预防越早诊越有利的原则要求，重视癌前病变的早诊，才能把病因消除。越早诊越有利，重在时间上的早，不要等到出现临床症状才进行治疗。

原则二：预防病原性基因突变。

预防先天遗传疾病易感基因突变。环境因素的敏感性，致使 DNA 双螺旋结构中遗传性原癌基因或后天突变性癌基因被激活，被激活的遗传性原癌基因或后天突变性癌基因，就是病原性基因突变。研究表明，对健康不利的遗传体质所对应的与肿瘤发生相关的基因，即肿瘤易感基因。据估计，人类中有 5% ~ 10% 的肿瘤是由于某些基因的种系变异（胚系突变）遗传而发生的。虽然这些肿瘤在肿瘤总负荷中所占比例不大，但对于携带种系变异的个人和家族来说，危害几乎是 100% 的。比如，如果父母的基因组中与遗传性肿瘤相关的基因存在致病变异，那么这些肿瘤致病变异极可能会遗传给子女，增加子女的患癌风险。

基因检测是一项通过检测细胞 DNA 来筛查早期癌的技术；分子诊断是指基于核酸的诊断，是对各种 DNA 或 RNA 病原性突变的检测诊断，是唯一能够对疾病进行早期诊断、预防、定制治疗方案的方法。人体先天遗传携带而来的"基因雷区",即"疾病易感性"的内因,一旦和外界因素叠加,就会发生疾病。因此,首先要早诊携带疾病的易感基因,探知疾病已发生或未发生的种类及风险系数。

预防后天被激活的原癌基因突变。后天因素促使癌基因被激活并复制后转录为 mRNA,这一过程被称为癌基因 RNA、mRNA 病原性突变的表达。在癌症临床期病变发生之前,人体内早已经出现了相关癌基因的表达异常,这一阶段可持续 20 年之久。

因此,与终生不变的遗传体质的 DNA 检测不同,癌相关基因 mRNA 的表达分析检测可通过测定 mRNA 的表达量,客观地诊断与评价被检测者的基因活化状态。癌相关基因 mRNA 的表达分析结果还可以作为肿瘤临床治疗效果及肿瘤临床前期高风险者的预防干预效果动态观察和评价的指标。癌相关基因 mRNA 表达分析检测的内容还有很多。

因此,为预防后天被激活的原癌基因突变,就要及时检测人体内发生的癌相关基因的表达变化,在肿瘤临床期之前发现癌症发生的风险,并采取相应的预防和干预措施降低或消除风险,防止临床癌症的发生。

目前,已能通过实时定量测定癌相关基因 mRNA 的合成与表达数量,判断肿瘤进入临床阶段之前的相关肿瘤发生风险水平,为采取相应的干预措施降低癌基因 mRNA 的合成与表达,阻止肿瘤细胞增殖至临床期提供了科学的依据和评估标准。癌相关基因 mRNA 表达分析测定具有十分重要的意义,为评判后天被激活的原癌基因突变风险系数,采取相应的预防和干预措施降低或消除风险,阻止临床癌症的发生提供了科学的技术措施。

案例:女性,60 岁,身体没有任何症状,非常健康,因为好奇进行了检测,检测结果显示两个关键性基因突变位点 TP53 和 APC 在阴性高值区间,被评定为较高风险。对位点相关的基因检测的结果显示,基因突变与结、直肠癌有高度相关性。该受检者做了结、直肠镜检查,发现有息肉、腺瘤,通过手术去掉了息肉和腺瘤。从结、直肠癌相应的发展过程来看,这个腺瘤属于癌前病变阶段。该受检者能在早期发现腺瘤,阻断了从癌前病变到癌变的通路。

原则三:预防生活饮食等异常因子的形成。

首先,先天不同基因型对饮食营养的需求不同。基因型差异造成代谢谱差异是营养基因组学的中心理论，这一理论真实地反映了食物和健康之间的关系。随着精准医学的不断深入发展，营养基因组学已从医疗领域进入了营养健康的新领域。基因营养要求人体营养摄入要考虑主体基因型、个体遗传疾病的种类风险等方面对营养量与质的需求。人体中不同的基因型基因通过其对蛋白质合成的指导，决定我们吸收食物营养，从身体中排除毒物和应对感染的效率。健康的身体依赖于通过不断地更新以保证蛋白质数量和质量的正常，这些蛋白质互相配合保证身体各种功能的正常执行。每一种蛋白质都是一种相应基因的产物。基因对环境因素的敏感性可以引发蛋白质数量或质量的改变，即引发基因突变。因此，不同的基因型对生活饮食等异常因子的敏感性不同，敏感基因型在异常因子的作用下可引发疾病。

营养基因组学研究发现，世上并不存在放之四海而皆准的营养计划。基因组成不同，营养成分对疾病风险的影响也不同。饮食缺乏某些营养素（如维生素、矿物质或植物营养素）或某些营养素过量，都可能会导致更高的患癌风险。一些营养物质有助于保护身体的基因组免受环境污染或吸烟所带来的损害，但这种保护力度会因人而异，这也是因为基因不同。

因此，为预防生活饮食等异常因子的形成，既要对人体基因进行检测，又要对个体遗传疾病种类风险进行基因检测，这样才能根据主体基因型特征，选择适合基因型特征的食物。

其次，先天相关饮食基因导致人的营养吸收代谢能力不同。大多数欧美人具有乳糖耐受性基因，可以消化牛奶中的乳糖。而许多中国人具有乳糖不耐受基因，不能消化牛奶中的乳糖，食用奶制品之后可能会产生胀气、腹泻、肠胃不适等症状。虽然欧美人可以更快地消化乳糖，但欧美人有着比我们更易发胖的基因。人类一共有 227 个基因位点可以影响肥胖，欧美人有其中的 142 个，而包括中国人在内的东亚人却只有 15 个，因此欧美人患肥胖症的风险远大于东亚人。东亚人喜爱的豆腐，西方人吃了，营养成分的摄取就远远不如东亚人。因为两个群体对大豆异黄酮的代谢能力不同。从营养的角度来讲，基因决定着体内所有细胞对营养素的吸收、转运和再加工，食物可引起遗传信息表达的改变。当营养相关基因发生变异后，细胞就会失去正常生理代谢所需的能量和辅助介质。营养相关基因每天都在工作，产生变异以后，细胞得不到应有的营养支持，而平日里也没有针对性的补充，就会产生营养过量或不足，进而导致疾病。达安基因"牵手"暨南大学成立了疾病易感基因与饮食健康联合研发中心，研究饮食与易感基因的关系，对没有出现临床症状的疾病易感基因携带者进行包括饮食因素在内的干预。

最后，后天不同饮食营养摄入对基因的影响不同，其表达也不同。研究证明，食物营养素都能通过激素作用的方式单独控制基因表达。饮食营养不能改变基因，但可改变基因的表达，即可以影响基因的多态性。人体内的营养素含量是不断波动的，比如昨天你多吃了两个橙子，今天一体检发现维生素 C 的指标正常，但并不代表过去、未来你的维生素 C 代谢水平就一直是正常的。如果通过体检的方式判断，你必须天天去体检，检验报告才会有意义。营养素的功能异常需要一段时间的累积才能表现出来，但是一旦开始表现出疾病，说明身体机理已经受到了较大的侵害，这是一个由里及表、由量变到质变的过程。我们每个人对所摄入食物中的营养物质的需求和利用各不相同，这取决于我们独特的基因组成和对生活方式的不同选择。我们应该从维持长期健康的角度来看待营养素的代谢问题，从源头找问题，通过科学的方法判断出必然发生的问题，提前做好预防工作。这是营养基因检测的价值所在，即做一次检测就能终身受益。

现代精准医疗可以针对不同人群的营养健康需求，有机结合现代营养基因组学，运用质谱技术对包括 10 种维生素、20 种氨基酸、15 种微量元素、重金属及 13 种类固醇在内的营养物质进行检测与风险评价，按营养吸收代谢能力高、中、低三级，通过调适使其符合疾病易感基因以及原癌基因对营养物质的需求，最大限度地减少致癌直接前体、直接供体物质的摄入，从根本上预防异常因子的形成。

4. 从癌症致病的三个阶段把握饮食营养预防的重点

二级预防也被称为临床前期预防，主要是针对疾病的临床前期做到"三早"——早发现、早诊断、早治疗，以预防疾病的发生、恶化，防止疾病复发和转为慢性病。二级预防就是通过人为的干预，改变人们的生存环境、不良的生活习惯，从预防生活饮食等异常因子形成的角度消除或降低异常因素，从根本上消除癌症的发展因素。

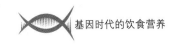

启动阶段，要预防饮食营养成为致癌物的直接前体，启动癌变过程，饮食致癌物，如杂环胺、多环芳烃及亚硝胺化合物，有可能损伤DNA。

促进阶段，要预防饮食营养成为致癌物的直接供体；在保证营养素适合基因特征的前提下，能量平衡和能量转变是保持正常细胞行为，或使不正常细胞扩展的关键。因此保持三大产能的营养素平衡与良好转变很重要。

进展阶段，要预防饮食营养在癌形成后加大对DNA的损伤。在进展阶段，含大量脂肪的高能量饮食可产生更多脂质过氧化物和氧自由基，这些自由基在癌形成后对DNA、核酸等大分子物质有巨大的破坏作用，然而在植物性食物中广泛存在的抗氧化剂，则可减少自由基的产生。

总饮食质量决定体内的营养状况，从而决定着癌变过程的转归。如果饮食中含致癌物质或促癌因素多，而含抗癌成分或抗癌因素少，则会促癌，反之则抑癌。

如叶酸作为转甲基作用重要的载体，是维持DNA完整性和S-腺苷甲硫氨酸合成所必需的。叶酸和维生素B$_6$提供的甲基可影响DNA的甲基化。叶酸的精准供给有降低外因危害性对内因遗传易感性反复共同作用的能力，起防止变化的作用。

但是，长期缺乏叶酸，导致抑癌基因失活，会使原癌基因被激活，诱发肿瘤。这时一定要进行营养吸收代谢基因检测，结合机体叶酸代谢能力（强、一般、弱）合理摄入叶酸，才能减少因缺乏叶酸导致的对机体疾病基因易感性的刺激，控制癌前病变的发生。

肿瘤的发生和发展是一个漫长的过程，最初的阶段是分子癌变阶段，这个阶段由于遗传因素与环境因素的相互作用，导致DNA、RNA或者蛋白分子发生了突变。这些分子突变经过8~10年的积累，通过多次细胞分裂的过程会进入到细胞癌变阶段，这时会有少数细胞获得无限增殖的能力。在这个阶段，肿瘤细胞与人体的免疫系统进行博弈，经历3~5年的时间，如果肿瘤细胞占了上风，肿瘤细胞的分裂增殖就会提速，发展成肿瘤组织，进入早癌阶段。在这个阶段，部分恶性度较高的肿瘤细胞已具有侵袭性和转移性。早癌组织经过1~3年的生长，逐渐变大，产生占位，对周围组织和神经产生压迫，使患者出现不适症状，这时已进入癌症临床三级预防。一旦肿瘤形成，尤其是恶性肿瘤，生长为自主性肿瘤，就可通过细胞分裂遗传给子代。其生长越来越不受机体限制，生长旺盛，其侵袭性和转移性会对机体造成危害。这一时期，肿瘤发展越来越快、越来越不可逆转。

总而言之，在癌症的致病过程中，时期越早生长越慢，可逆转性越强。这一致病特性，为癌症预防提供了充足的时间。后期生长越来越快，自主性越来越强，可逆转性越来越差。这一致病特性，也突出了早诊早防的迫切性。癌症二级预防，就是要将初步形成的肿块恢复到细胞增长状态；同时要阻止小于 0.5 厘米肿块增殖，防止临床肿瘤发生。在癌症形成的启动阶段、促进阶段、发展阶段，营养基因组学依据原癌基因与抑癌基因的作用提供精准营养供给，在癌前病变的有效预防方面，有着广泛的技术应用空间。

四、从表观遗传学探讨饮食营养在肿瘤防治中的作用①

表观遗传学的深入研究，揭示了人体三个方面的特征，特别是人与自然环境对疾病预防的关系原理，为饮食营养的精准医学，为癌症早筛早诊早防早治提供了有力的技术依据。

（一）表观遗传学的研究为肿瘤早诊早防奠定了技术基础

1. 表观遗传学

表观遗传学是一门研究基因的核苷酸序列不发生改变的情况下基因表达可遗传变化的遗传学分支学科。表观遗传的现象很多，包括 DNA 甲基化、组蛋白甲基化、基因组印记。肿瘤发生是基因表达变化的结果。近年来，表观遗传学研究逐渐深入，人们认识到饮食可通过 DNA 甲基化和组蛋

---

① 本部分来自笔者在广州市精科生命科学研究院的工作论文：《从表现遗传学探讨医学营养与肿瘤早诊早防的基本原理》，笔者曾在世界中医药学会联合会药膳食疗研究专业委员会 2019 年在兰州召开的佛慈制药国际食疗产业高峰论坛上交流该论文，并被收录在《药膳世界》"理论研究"专栏。

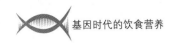

白甲基化这两种重要的表观遗传方式调控基因表达，进而对衰老以及肿瘤等疾病的发生都产生重要影响。

2. 表观遗传学三个方面的基本特征

（1）生命共同特征的遗传序列。生命有一个共同特征，就是必须有一段特定遗传序列。它们是由腺嘌呤（A）、胸腺嘧啶（T）、尿嘧啶（U）、胞嘧啶（C）、鸟嘌呤（G）五种碱基组成的。

（2）生命有序存在的稳定性。生命活动的体现者——蛋白质由20多种不同的氨基酸组成，它们构成了生命的形态。当一个生命个体死亡后，其DNA的序列由于自身的稳定性，还会存在很长一段时间。

（3）生命有序变化的规律性。有序变化是生命永恒的主题。生命的有序变化，主要体现在DNA甲基化、组蛋白修饰、非编码RNA的调控三个方面。这三个方面既各自独立又相互关联，这是连接生命响应和环境变化的桥梁与通道，也是人们探究疾病防治的关键。

表观遗传学就是从人与自然的关系中，探讨影响人类健康的规律性因素。随着中华文化的发展，以及大健康战略的实施，特别是对国宝中医越来越重视。我们可以看到，未来对人与自然关系的研究，特别是表观遗传学对健康的研究必将更加深入。

（二）饮食结构影响基因的表达

1. 基因的特征使人们适应不同的饮食结构环境

研究表明，原始人类离开非洲后能征服世界，是脂肪酸去饱和酶基因，即脂肪酸去饱和酶1基因（FADS1）和脂肪酸去饱和酶2基因（FADS2）发挥了作用，它们表达后产生的酶与脂肪酸的消化有关。加州大学的拉斯马斯·尼尔森教授称，这两个基因帮助我们的祖先适应了一种活动范围更大的生活方式。

这种生活方式的改变是饮食结构改变的结果。人类的饮食结构一直在改变，脂肪酸去饱和酶基因成为自然调适的因子。研究者称，在早期人类进入新环境之后，脂肪酸去饱和酶基因受到很强的自然选择作用。该基因在世界不同地方以多种方式发生着改变。

自然选择的基因突变帮助早期人类消化新的食物类型。具有脂肪酸去饱和酶基因突变的人能够消化新的食物，存活下来并抚养后代；而不具有这种基因突变的人则逐渐死亡。自然选择的脂肪酸去饱和酶基因突变或许还帮助印度人适应了以植物为主的饮食。

2. 不同的饮食结构会影响基因的表达

既往的研究证明，特定的饮食可以影响干细胞的可塑性，进而抑制肿瘤的发生。不合理的饮食可以通过增强干细胞的可塑性导致肿瘤的发生。肿瘤细胞迥异于正常细胞的代谢特征被认为与恶变的基因组、线粒体损伤和缺氧微环境密切相关。正常细胞的恶性转化过程伴随一系列癌基因的被激活以及抑癌基因的失活，这些基因组的改变可通过相应的通路引起细胞代谢方式和能量来源的转变。当抑癌基因 P53 因突变或表观调控失活之后，细胞有氧糖酵解增加，氧化磷酸化被抑制。肿瘤组织中的缺失性突变，可引起通路过度活化，并在肿瘤代谢中发挥着重要的调节作用。癌基因的激活则可引起肿瘤细胞代谢途径的改变，最终导致肿瘤细胞由氧化磷酸化途径转向糖酵解途径。

科学家认为，80%~90% 的癌症由环境因素引起，其中约 35% 与膳食有关，合理的膳食有可能使人类癌症发病率降低 1/3。以往研究发现，多种肿瘤中的 KLF17、CDH1 和 LASS2 三个抑癌基因低表达，且抑癌基因的共沉默与肿瘤患者生存期短的相关性很强。现在研究已证实 miRNA 的异常调节与恶性肿瘤也有强相关性，许多 miRNA 经常可以对应多个靶基因进行调控。

有研究者认为，调节 miRNA 在细胞内的水平有可能同时释放抑癌基因，打破其沉默，未来有可能成为一种更加有效的肿瘤治疗手段。研究发现，肿瘤中 miRNA-9 可同时抑制三个抑癌基因——KLF17、CDH1 和 LASS2 的表达。因此，科学家们正在努力研究，以寻找降低 miRNA-9 在癌细胞内水平的办法，借此解除抑癌基因的沉默，提高人体抑癌基因的表达水平，有效地抵抗肿瘤。

3. 精准的饮食营养在肿瘤早防早治中的作用

营养、食物与癌症有着密不可分的关系，在癌症发生的过程中起重要作用，主要包括：

（1）癌症不同阶段与饮食的关系。饮食成分及其相关因素在癌变的启

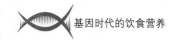

动、促进和进展阶段均起作用。

在启动阶段，饮食致癌物可能会启动癌变过程，如果食用富含蔬菜和水果等生物活性物质，可诱导解毒酶产生，减少或消除致癌物对 DNA 的损伤。

在促进阶段，能量平衡和能量转变是保持细胞正常的行为，或使不正常细胞扩展的关键。

在进展阶段，含大量脂肪的高能量饮食可产生更多脂质过氧化物和氧自由基，这些自由基在癌形成后期对 DNA、核酸等大分子物质有巨大的破坏作用，然而在植物性食物中广泛存在的抗氧化剂，则可减少自由基产生。

（2）癌症与营养素的关系。总饮食质量决定体内的营养状况，从而决定着癌变过程的转归。如果饮食中致癌物质或促癌因素多，抗癌成分或抗癌因素少，则会促癌；反之则抑癌。

（3）促进内源性致癌物的产生。不合理的饮食结构和食物加工方式是引发和加重多种癌症发生发展的重要原因。如酒精本身无致癌作用，但可加强其他致癌物的作用，其机制可能是改变细胞膜的渗透性或作为致癌物溶剂，使该致癌物易进入对其敏感的器官组织。

（4）代谢与营养。摄入高能量食物会增加患乳腺癌、直肠癌、子宫内膜癌、膀胱癌、肾癌、卵巢癌、前列腺癌和甲状腺癌的概率。在维持正常细胞行为方面，能量不平衡包括能量摄入量和体力活动的不平衡，很可能通过特异的激素和生长因子增加致癌作用。

（5）基因调控与营养。与肝癌相关的新基因——转甲状腺素基因，可能与维 A 酸的转运有关。研究发现，其可明显抑制肝癌细胞生长。含典型亮氨酸结构的 HP3 基因，可能与细胞生长相关。研究已表明许多癌基因结构、转录和表达与营养素密切相关。

（6）癌症与营养成分缺乏。最早受关注的是维生素 C，其低摄入量与胃、食管、口腔、胰腺、宫颈、直肠、乳腺、肺等部位肿瘤高发生率相关，维生素 C 缺乏会导致亚硝胺合成，还会降低免疫能力。许多流行病学资料显示，低纤维素摄入量与结、直肠癌的高发生率相关。

总而言之，科学已经证明在癌症症状出现前，经过筛查可以发现癌症。癌前病变前的饮食营养调治有着事半功倍的防治效果，的确值得大力推广。

第五章

饮食与养生

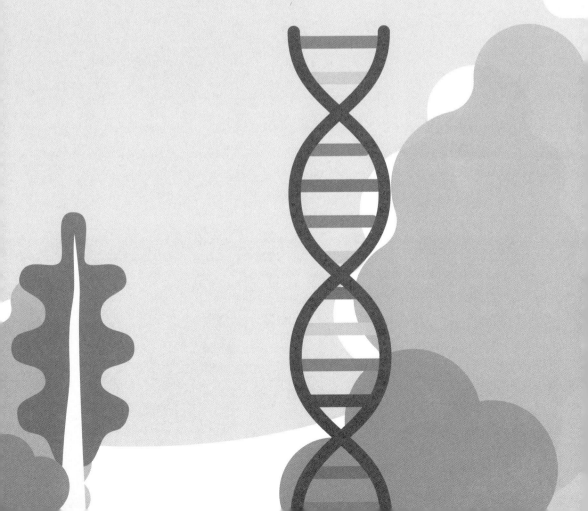

关于饮食之道，古今中外不知道有多少贤才志士付出了心血和智慧。在饮食之道方面，笔者是"吃好一日三餐求健康"的倡导者与践行者。因为，唯有吃好一日三餐，才能让自己的身体构筑起长效的健康。

一、营养药膳量性兼修的膳食模式①

饮食决定健康这一观念已被越来越多的人接受。改变膳食结构，拥抱健康人生已成为越来越多人的追求。但是，什么样的膳食结构才是健康的、科学的？近年来，饮食健康的理论和方法像雨后春笋般涌现，铺天盖地，众说纷纭，莫衷一是。人们在科学膳食的知识海洋里，如一叶扁舟，苦苦追寻。

什么是健康的膳食模式呢？笔者认为，纵观中外主要有两种膳食模式。一是以西方为代表的讲求食物营养量平衡的模式，它是以食物三大产能营养量平衡为核心的模式。二是以东方为代表的讲求食物性的因循模式，它主张食物特性因人、因地、因时制宜。营养量注重的是共性、普遍性，药膳性注重的是个性、具体性，前者从量，后者从性。两者分别从不同的角度对人体健康的维持、修复、培元发挥着极大的互补、协同、相生作用。因此，笔者认为营养药膳既要注重营养的量又要注重药膳的性，也就是均衡营养的量，因循药膳的性。量性兼修，将成为现代膳食养生的新模式。

---

① 本部分来自笔者的论文：《营养药膳　量性兼修——试论现代膳食养生新模式》，笔者曾在 2010 年上海首届国际药膳养生产业高峰论坛上交流该论文，其后被收录在《世界中联药膳食疗研究专业委员会 2010 年论文集》中，并被世界中医药学会联合会药膳食疗研究专业委员会谭兴贵会长推荐在 2018 年深圳召开的首届世界食疗营养学术大会论坛上进行交流，又被收录在《药膳世界》2019 年第 6 期。

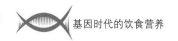

（一）现代膳食养生模式关于营养量的基本原则

膳食模式也被称为膳食结构，是指膳食中各类食物数量及其在膳食中所占的比重。营养学指出不合理的膳食是慢性病泛滥的主要原因。合理营养可以增强健康，营养不当或营养不良可能引起疾病。以膳食模式为主体的生活方式是人体健康水平的决定因素，这是中外健康医学界反复证实的事实。

现代膳食养生模式的营养量有四大基本原则：

1. 营养量的能量适量原则

人体能量需要量实际就是能量的消耗量。能量需要量是指机体维持正常生理功能所需要的能量。因此能量适量原则就是能量摄入量要等于能量消耗量。正常人的最佳状态是确保摄入的能量与消耗的能量相等。如果人体摄入的能量不足，机体会动用自身的能量贮存甚至消耗自身组织的能量以满足生命活动对能量的需要，避免能量不足影响人体健康。如果长期能量供给不足，则需要蛋白质氧化供应，这会导致蛋白质缺乏、体质下降、精神萎靡、皮肤干燥、乏力、消瘦、贫血、免疫力下降等情况。人类四大营养缺乏病中首推能量供应不足。反之是长期摄入过剩能量，过剩的能量大部分以脂肪的形式在机体贮存，会使人发胖，增加人体患心血管疾病、糖尿病等富贵病的风险。因此，能量适量原则是营养学的首推原则。

能量适量是膳食平衡的基础。近些年来，我国膳食结构呈现出能量摄入下降的趋势。主要是膳食模式副食化现象越来越严重。中国居民营养与健康状况调查表明，全国居民人均每日粮谷类食物的摄入量由1985年的689.6克下降到2019年的356.4克（数据来自中国统计年鉴，并以天计算）。遵循能量适量原则需要把握三大要点：一是准确计算自身能量需要量；二是确保三大产能营养素的供能配比合理；三是确保一日三餐的供能配比合理。

遵循能量适量原则需要把握的具体方法是：

一是自身能量需要量按自身的性别、年龄、体力活动等级（PAL）3种因素计算。如：18~50岁中等体力活动男子与女子的膳食营养摄入量（DRLS）分别是2 700千卡与2 300千卡。

二是确保合理的三大产能营养素供能比。一般按蛋白质 15%、脂肪 25%、碳水化合物 60% 配比。

三是确保合理的一日三餐供能比，早餐宜好，中餐宜饱，晚餐宜少。具体要求做到每天或至少每周进食 5 大类 5 种颜色 25 种以上的食物以达到总体平衡。

2. 营养量的平衡原则

营养问题的核心是营养量的平衡。营养量的平衡主要有：

（1）主食与副食平衡。《黄帝内经·素问》在"脏气法时论"中提出"五谷为养、五果为助、五畜为益、五菜为充"，对主食与副食的平衡提出了见解。关于主食与副食的平衡，在营养学界有"黄金搭配定律"，就是主食占 40%，副食占 60%。总体上还是按照三大产能营养素的供能比例，即碳水化合物 60%，蛋白质和脂肪 40% 进行配比。

（2）酸与碱的平衡。酸性食物和碱性食物两者不可偏颇，必须平衡，平衡进食有益于身体健康。酸性食物中含有大量人体所需的营养物质。但是，也要确保碱性食物的摄入量（通常酸：碱为 1∶2 以上，也可以按照动物：植物为 4∶6 的配比），只有这样，酸性食物的营养素才能得到有效的分解和吸收，营养素才能顺利送达人体的各个部位，废物才能被排出体外。如体液的 pH 值稳定在一个正常范围内，可以让营养滋润全身，让机体保持健康状态。

（3）摄入与排出的平衡。摄入与排出的平衡是指吃进去的能量要与活动的消耗量平衡。摄入小于排出，会造成身体营养不良，时间长则会影响身体健康，进而导致疾病；摄入大于排出，过多的营养能量以及各种代谢产物必然会在体内蓄积，人体内脂类物质多了，就会产生"富贵病"。因此，掌握摄入与排出平衡的技术要领非常重要。

（4）饥与饱的平衡。饥不可太饥，饱不可太饱；太饥则伤肠，太饱则伤胃，饥饱不均，会造成新的偏食，影响肠胃功能，日久会得慢性消化道疾病。

儿童一日三餐要吃饱，儿童要摄入足量的食物，为他们生长发育提供必需的能量。

中年人一日三餐要吃稍饱，中年人每天的工作活动量比较大，需要较

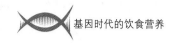

多能量消耗。只有吃稍饱才能满足工作活动的能量需要。

老年人一日三餐不要吃饱。正所谓"一天多餐，餐餐不饱，饿了就吃，吃得不多"，这是长寿的秘诀。老年人吃得太饱，不仅会影响肠胃消化，而且还会造成能量堆积，使身体负担增加，血压升高，引发老年病。

（5）动与静的平衡。动与静的平衡，是食前忌动，食后忌静。坐着工作的人，饭后要多运动，一是帮助消化吸收，降低血糖；二是舒缓筋骨，消除疲劳。工作时运动多的人，饱后多休息，如运动以不超量为宜，以利于营养的消化吸收为宜。

3. 营养量的黄金搭配原则

营养的吸收和利用，存在着食物相生与相克的特性。因此，在营养量的配比过程中，我们要努力增大营养相生性，减少营养相克性。使营养素在吸收利用中产生更大的功效。营养量的黄金搭配要重点把握好以下三点：

一是把握蛋白质含量差异性的组合，发挥蛋白质的互补作用。比如：玉米蛋白质中的赖氨酸、色氨酸含量少，故其生物价较低；而黄豆蛋白质中赖氨酸、色氨酸的含量高，将两种食物混合食用，黄豆中的氨基酸就弥补了玉米中的不足，从而提高了蛋白质的营养价值。

二是把握饱和脂肪酸和不饱和脂肪酸的组合。其原理是要吸收饱和脂肪酸但要限制吸收饱和脂肪酸的量；同时尽可能多吸收一些不饱和脂肪酸，特别要注重摄入单不饱和脂肪酸。以每人每日摄入25克左右的油脂为例，植物油脂应占2/3，动物油脂应占1/3。

三是把握维生素特性的组合。维生素的摄入，特别是微量维生素，有着依靠其他营养物质的互补配合才能吸收或更好吸收的特性。比如脂溶性或水溶性维生素的吸收利用，需要依靠脂溶或水溶分解条件等。西红柿所含的维生素属于脂溶性维生素，食用西红柿时使用油脂烹饪加工，便于吸收利用其维生素。

4. 营养量的优先摄入原则

在膳食结构中，为使营养发生更大生物效应，在营养配比过程中，必须特别注重营养量的优先摄入，主要有：

（1）膳食纤维。膳食纤维是木质素和不能被人体消化道分泌的消化酶所消化的多糖的总称，主要是指植物性物质，如纤维素、半纤维素、木质素、戊聚糖、果胶、树胶等。

随着人们膳食结构越来越精细、越来越西化，以及运动量的减少，膳食纤维的营养价值显得越发重要，它被称为"第七营养素"。膳食纤维可分为不可溶性与可溶性两种，膳食纤维对增强肠道功能、提高免疫功能、预防结肠癌、降低糖和胆固醇、预防肠道结石、控制体重、平衡膳食都有着重要作用。因此，在选择食物时要注重适量摄入膳食纤维。

（2）矿物质。人体所含的矿物质（也称微量元素），主要有钾、钠、钙、镁、硫、磷、氯7种。矿物质的生理功能主要是维持体内酸碱平衡和渗透压以及神经和肌肉的正常功能，激活多种酶等。因此，在膳食结构中需特别注重矿物质的摄入。比如，在补充钙时，就要特别注重补充磷，这样才能起到事半功倍的效果。再如，要特别注重镁的摄入，但要注意减少喝酒、饮茶的次数，否则会使镁流失，从而增加患"富贵病"的可能性。

因此，在膳食结构中要特别注重摄入微量元素，比如在摄取锌时必须摄取铜，因为大量补充锌会造成铜流失。摄取钙时必须摄取锌、铁，因为缺乏锌、铁会影响钙的吸收利用等。

（3）必需氨基酸。蛋白质的基本组成单位是氨基酸，共20多种，其中有9种氨基酸是人体不能自行合成的，必须从食物中摄取。

当食物蛋白质中任何一种必需氨基酸含量不足时，就会限制人体对其他各种氨基酸的吸收利用。反之，食物蛋白质中任何一种必需氨基酸含量过高，也会影响人体对其他结构相似氨基酸的吸收利用。

因此，在膳食结构中要特别注重从蛋白质中摄取必需氨基酸。比如对婴幼儿的成长来说，组氨酸是必需的。

（4）必需脂肪酸。脂肪除了提供热量、储存能量外，还可对机体起隔热保温的作用，能保护体内各种脏器、组织和关节等。膳食脂肪是重要的营养物质，它能改善食物感官性状，促进食欲，有利于消化吸收。膳食脂肪可延迟胃的排空，从而增加饱腹感，帮助脂溶性物质及脂溶性维生素的吸收。

人体不能自行合成、必须由食物供给的多不饱和脂肪酸被称为必需脂肪酸。必需脂肪酸是含有两个及两个以上双键的不饱和脂肪酸（又被称为

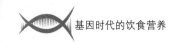

多不饱和脂肪酸），鱼油中含量较高。同时，含有一个双键的不饱和脂肪酸叫作单不饱和脂肪酸（在橄榄油、菜籽油中含量较高）。在膳食中要特别注重摄取必需脂肪酸。

（5）碳水化合物。碳水化合物又叫作糖类，它是控制和传递遗传信息的脱氧核糖核酸（DNA）和核糖核酸（RNA），以及结缔组织的黏蛋白、防止血液凝结的肝素、对某些化学药品和细菌分泌物起解毒作用的葡糖醛酸等的重要组成部分。

同时摄入适量的糖与蛋白质，可增加三磷酸腺苷（ATP）的合成，有利于氨基酸活化和蛋白质合成，使氮在体内储留量增加，此种作用为碳水化合物对蛋白质的节约作用。摄入适量的糖，能减少酮体的产生，防止酸中毒。脂肪在体内氧化时靠糖供给能量。体内糖供给不足或身体不能利用糖时（如糖尿病患者），机体所需能量的大部分将由脂肪供给，而脂肪氧化不完全时，就会产生酮体。酮体是一种酸性物质，一旦在体内积存过多，可引起酸中毒。因此，糖类有抗生酮作用。摄入适量的糖，有利于形成高脂肪、高蛋白质的膳食结构。在膳食结构中，要使糖的摄入在55.8%~65%之间（两岁以下婴儿除外）。

按照人体的需要和生理生化功能制定具体的方法，有效应用这些方法对于把握现代膳食养生的科学性，为人民的健康服务，有着非常重要的意义。

（二）现代膳食养生模式关于药膳性的基本原则

药食同源，通过膳食调养、梳理、治疗，既调治已病，更治未病。药膳是我们祖先智慧的结晶，其在真正意义上实现了治未病的理想，为人类的健康发展做出了极大的贡献。中医药膳强调性味，我们以药膳的性与营养的量相结合，融入人们的一日三餐中，这是我们提倡的现代膳食养生模式。这一模式具有更加完善、更加科学、更有可操作性的特点。现代膳食养生模式关于药膳性味的基本原则如下：

1. 把握药膳四气五味特性平和阴阳

药膳性味的特性主要指四气五味、升降浮沉、归经、配伍、禁忌等。四气也被称为四性，即温、热、寒、凉四种"食性"。此外还有平性食物。

（1）温热性食物具有温中暖热，助阳补火，补肾壮阳，益气补中的作用。

（2）寒凉性食物具有清热泻火，清热解毒，清热通便，清热燥湿等作用。

（3）平性食物具有健脾、开胃、补肾、补益等作用。

五味是指酸、苦、甘、辛、咸，气味不明显者为淡味。因此，人们也称其为六味。《素问·至真要大论》指出："辛甘发散为阳，酸苦涌泄为阴，咸味涌泄为阴，淡味渗泄为阳。六者或收或散，或缓或急，或燥或润，或软或坚。"六味具有阴阳属性，辛、甘、淡属阳，酸、苦、咸属阴。在药膳中，阳病治阴、阴病治阳的原则对食物选择有着重要的指导作用。

中医药膳认为，身体健康离不开阴阳的及时平和调适。正如《易经》所说"一阴一阳之谓道"。《黄帝内经》也提到"阳虚则外寒，阴虚则内热；阳盛则外热，阴盛则内寒"，以及"寒者热之，热者寒之"。这是中医药膳针对阴阳偏盛的治法原则，以达到"阴平阳秘，精神乃治"的境界。在药膳结构中普遍运用这一原则。为弄清阴阳的虚实盛衰，恰当地使用药膳以调适阴阳平衡，具体原则如下：

（1）"有余者损之"。如阴盛的寒征，必须补阳泄阴；阳盛的热征，必须泄热以救阴溢阴。

（2）"不足者补之"。如阴虚生内热，当补阴以除虚热；阳虚生外寒，当补阳气以祛内外之寒。

总而言之，协调阴阳是施膳的重要原则。运用药膳四性五味的特性，根据人体的具体情况配比食物，才能为人们提供阴平阳秘的健康基础。

2. 把握药膳五行五味五色四方四时特性平和五脏

（1）五脏与五行的有机联系为五行平和五脏提供了保证。人体以五脏为中心，而在心、肝、脾、肺、肾这五脏中，又以心为主导。五脏功能上相互关联，病理上相互影响，这种有机联系主要是五行的生、克、制、化。五行与五脏相关，既相互滋生影响，又相互制约。五脏相互间不可分割，各自具有自我完善的功能。如肝能制约脾，能滋生心，又受到肾的滋生和肺的制约等。

（2）五味与五脏平和具有相关性。《素问·六节藏象论》说："地食人

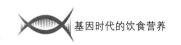

以五味，……五味入口，藏于肠胃，味有所藏，以养五气。"五脏受五味的滋养，才能供气血，使津液充盛，"神"体现出人的生命活力。五味与五脏相关，正是药膳饮食、中药的特性所致，比如酸入肝、苦入心、甘入脾、辛入肺、咸入肾。五味与五脏相互对应这一特性是药膳科学原则的具体体现。

（3）五色与五脏平和有相关性。五色：黄色宜甘、青色宜酸、黑色宜咸、赤色宜苦、白色宜辛。五味：肝色青、宜食甘，杭米饭、牛肉、枣、葵皆甘。心色赤、宜食酸，犬肉、麻、李、韭皆酸。脾色黄、宜食咸，大豆、猪肉、粟、藿皆咸。肺色白、宜食苦，麦、羊肉、杏、薤皆苦。肾色黑、宜食辛，黄黍、鸡肉、桃、葱皆辛。

因此，用"五色"与"五谷""五果""五畜""五菜""五禁"的相关性指导用膳，对平和五脏、保持健康有着重要意义。

（4）五脏与自然环境有机协调、相互联系。人生存于不同的环境，有机的五脏功能与环境始终保持着协调和联系的关系。协调与联系表现在环境的方位、气候、食物的性味等与五脏相关联。如肝与东方、春季、风、万物始生、食物性味的酸味等相关；心与夏季、目中、炎热、万物生长、苦味等相关。

人体的健康状态，就是人体五脏与环境条件相适应、相协调；一旦这种平衡受到破坏，人体的阴阳就会失衡，五脏功能就会出现故障（疾病）。因此，人体五脏要与自然环境相适应相协调。

总而言之，运用药膳五行五味五色和四方四时的特性指导饮食，对平和五脏功能，保持身体良好运行有重要作用。

3. 把握五脏整体性综合辩证施膳

把握五脏整体性主要从以下两个方面着手：

（1）五脏的整体性。人体以五脏为中心，而心、肝、脾、肺、肾这五脏又以心为主导。五脏在功能上相互关联，病理上相互影响。人的五脏是一个有机整体。这一整体观强调了人体自身所具有的统一完整性、自我完善性及与自然界的协调性。这是药膳区别于其他任何膳食模式的重要特点。

（2）五脏与其他组织器官的整体性。人体具有不同作用的组织器官，药膳以"合""主""开窍""华"等，使其与五脏直接相关联。如：脾主肌肉、四肢，其华在唇，开窍于口。这种关联性是对其他组织器官与五脏之间不可分割的认识，把不同的组织、器官联系起来形成完整统一的有机体。有机地辩证调整与治疗体现了药膳的科学性。

4. 把握药膳四时特性适时施膳

按四时特点适时施膳是非常重要的饮食原则。主要包括两个方面：

第一，何为"四时"？四时是指春、夏、秋、冬。在膳食结构中要从三个角度把握"四时"的特性：①一天的春、夏、秋、冬的四时膳食特性。②一年的春、夏、秋、冬的四时膳食特性。③一生的春、夏、秋、冬的四时膳食特性。

第二，何为"适时"？

（1）适时，按时令进行饮食，即食用适合四时要求的膳食。春天生发，膳食特点是助生发，可食用种子类食物，故宜补阳。夏天生长，膳食特点是助生长，可食用优质营养食物，故宜补阳，助阳潜。秋天收敛，膳食特点是助收敛，忌生发类食物，宜用滋阴润燥类食物，故宜补阴润燥，助阳平。冬天收藏，膳食特点是助收藏，如多选用滋阴固阳类食物，故宜补阴固阳，助阳秘阴平。

（2）适时，不食不时之物，即不食不合时令的食物。

综上所述，我们可以看出，营养从量。从量的适度与平衡、从量的黄金搭配与优先摄入，保证了人们营养需要的普遍性，以及营养摄入的适度、平衡，营养生物效应的最大化，并为人的身体健康提供了营养量的科学膳食方法。药膳从性。从四性五味平和阴阳、五行五味五色四方四时平和五脏、五脏自身的整体性以及五脏与其他器官的辩证联系、四时的适时施膳，保证了人体膳食需要的具体性，为营养摄入的适味、适性、适时，以及整体辩证平和调适和人们的身体健康提供了药膳性的科学膳食方法。

营养的量加药膳的性，即量性兼修，膳方八法，能稳固营养平衡合理的持续性；能增强药膳调理而达到固本培元的养生性；能最大限度地提高营养药膳的融合，以及食养功效的完美性。这是值得大力推广的现代膳食养生的综合模式。

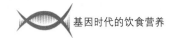

二、黑芝麻是白领的养生佳品①

现代社会的高速发展造就了白领人群迅猛发展，白领人群的努力工作推动了社会的快速进步。可是，白领群体易患上特有的职业病——肝肾亏虚。肝肾亏虚是指肝肾精血亏虚，肝肾精血亏虚会引起一系列的疾病，应引起社会的高度关注。

黑芝麻性味甘平，入肝、肾二经。《神农本草经》将其列为上品药："主伤中虚羸，补五内，益气力，长肌肉，填髓脑"；"久服，轻身不老"。《本草经疏》认为："胡麻……益脾胃，养肝肾之佳谷也。"《本草纲目》中有很多篇介绍黑芝麻。据统计，仅食疗处方就有31条之多。由此可以看出黑芝麻是我国古代滋补肝肾的宝贝，黑芝麻可以帮助白领群体调养职业病——肝肾亏虚。

（一）从五脏六腑的生成规律看白领的营养需求

据临床经典名著《幼幼新书》卷第七中的蒸忤啼哭，凡九门变蒸第一，人体五脏六腑生成规律可以得知，婴儿从母体出来，其五脏六腑成而未全，全而未壮；要经过五蒸十变才能将五脏六腑生成。这五期变蒸分别是：

第一期变蒸：生肾志和膀胱，肾主听，为天一之源。肾为水脏，水数一，所以第一期先生肾，接着变生膀胱。肾与膀胱为水脏，水数一，所以先生肾与膀胱。

第二期变蒸：生心喜和小肠，心主血脉，小肠主化物，经络相通，互为表里。之后接着生小肠。心属火，因此第二期先生心后生小肠。

第三期变蒸：生肝怒和胆，肝主疏泄，肝主情志之气，胆主决断，构成表里。胆寄于肝，肝胆相连。肝属木，木数三，因此第三期先生肝后

---

① 本部分来自笔者的论文：《黑芝麻是"白骨精"人群养生的天生宠物》，笔者曾在2013年8月27日由广西中国—东盟黑芝麻产业协会主办的中国黑芝麻产业论坛学术年会上交流该论文，后发表在《东方食疗与保健》2013年增刊上。

生胆。

第四期变蒸：生肺声和大肠，肺主气机，肺与大肠，经络相通，互为表里。肺与大肠都属金，金数四，因此第四期先生肺，接着变生大肠。

第五期变蒸：生脾智和胃，脾主运化，胃主受纳。脾胃为后天之本，脾属土，土数五，因此第五期先生脾智，接着生胃。

从人体的五脏六腑生成规律可以得知，人的五脏六腑不仅是一个统一整体，而且相生相胜，互为作用。因此，良好的肝肾功能是人们走向白领精英的先天物质基础。

（二）白领人群肝肾易于受损

从人体五脏六腑的生成可以得知，肾志先生，肾志乃先天之本，主要受制于父母的遗传，肾志的高低、远近取决于肾气肾经的强弱。白领精英要实现高远志向，必然会透支肾气，有劳肾经。而肾的养补是一项精细耗时的技术工作，因此才有男人一生都要养肾之说。

肝主情志，胆主决断，肝是支持人们实现高远志向最重要的脏腑，亦同上理，白领精英要实现高远志向，亦须透支肝气，有劳肝经。因此，肾志和肝的情志成为力推白领精英及其发展的真正原动力，不透支难以成大业。白领精英就自然而然地落下了肝肾亏虚的病症，并滋生了许多由于肝肾亏虚所引发的其他疾病。

2012年年底，由政府机构、中国医师协会、北京市健康保障协会、中国跨区域健康传媒联盟参与调查的《2009中国城市健康状况大调查》出炉。调查针对北京、上海、广州、成都等十余个城市的白领精英，回收问卷300万份。经分析，我国主流城市白领的亚健康比例达76%。处于过劳状态的接近六成，真正意义上的健康人比例不到3%。目前影响人们健康的8大致死疾病分别是：恶性肿瘤（癌）、心脏病、脑血管疾病、呼吸系统疾病、内分泌疾病、消化系统疾病、泌尿系统疾病、精神障碍疾病。35~50岁高收入人群中，"生物年龄"超龄趋势明显加快，平均超过实际年龄10年左右。白领精英是社会的杰出人才，对社会的贡献是巨大的，但其健康状况令人担忧。

从人体五脏六腑的生成规律，我们可以看到思考与脾胃、情志与肺

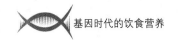

肠、决断与肝肾的关系。由于白领精英的工作特点，往往更需要脾胃、心志、尤其是肝肾方面的营养。肾属水，水滋润肝木，肝木有助心志。因此，白领精英需要考虑适合自身的需求。尤其是肾方面的营养需求。黑入肾的黑色食物——黑芝麻就是补肾的佳品。

（三）黑芝麻是白领人群的保健佳品

黑芝麻种皮中的水溶性黑色素，含有多酚类物质，是主要的抗氧化活性来源。食用烘焙过发出香气的黑芝麻保健效果更佳。因为易被肝脏吸收，黑芝麻常用作良药。黑芝麻的茎、叶、荚壳、花都可以入药。黑芝麻含维生素 E、维生素 B_1、亚油酸、蛋白质、麻糖、多缩戊糖、钙、磷、铁等矿物质和各种丰富的营养成分。黑芝麻含有的多种人体必需氨基酸在维生素 E、维生素 B_1 的作用下，能加速人体的代谢。黑芝麻含有的铁和维生素 E 是预防贫血、活化脑细胞、降低血管胆固醇的重要成分；含有的脂肪大多为不饱和脂肪酸，有延年益寿的作用。中医理论认为，黑芝麻具有补肝肾、润五脏、益气力、长肌肉、填脑髓的作用，可用于治疗肝肾精血不足所致的眩晕、须发早白、脱发、腰膝酸软、四肢乏力、步履艰难、五脏虚损、皮燥发枯、肠燥便秘等病症，在乌发养颜方面的功效更是有口皆碑。世界中医药联合会药膳食疗研究专业委员会的老师参与徐州黑芝麻专题研究后指出，脑力工作者更应多吃黑芝麻。

黑芝麻含有的卵磷脂是胆汁的成分之一，如果胆汁中的胆固醇过高及与胆汁中的胆酸、卵磷脂的比例失调，均会沉积形成胆结石，卵磷脂可以分解、降低胆固醇，因此卵磷脂可以防止胆结石的形成。现代医学研究结果证实，凡胆结石患者，其胆汁中的卵磷脂含量均不足，常吃黑芝麻可以帮助人们预防和治疗胆结石，同时还有健脑益智、延年益寿的作用，确实是"三高"人群常用的保健佳品。因黑芝麻含脂肪甚多，故其能润肠通便，对肠液减少引起的便秘，单独应用即有效。其中含量最多，作为其主要成分的维生素 E，可以防止衰老，对改善血液循环、促进新陈代谢有很好的效果。另外，黑芝麻还含有不饱和脂肪酸的亚油酸，它有调节胆固醇的功能，因而又被称为"永葆青春的营养源"。黑芝麻表面呈黑色，放在放大镜下可见细小的疣状突起，富有油性，嚼之有清香味。黑芝麻色黑、饱满、无杂质，可供入药。如治疗五脏虚损，益气力，坚筋骨，可取黑芝麻九蒸九晒，收贮。每次适量，汤浸布裹，去皮再研，滤汁，煎饮，和粳米煮粥食之，有良效。

（四）适合白领人群的黑芝麻养生处方

1. 黑芝麻桑葚糊降血脂

①配料：黑芝麻60克，桑葚60克，白糖10克，大米30克。

②制作方法：黑芝麻、桑葚、大米分别洗净后，一起放入罐中捣烂。砂锅内放清水3碗，煮沸后加入白糖，待糖溶化、水再沸后，徐徐加入捣烂的黑芝麻、桑葚和大米，煮成糊状服食。味道香甜可口，可除病益身。

③功效：滋阴清热，有降低血脂之良效，是治疗高脂血症的良方。

2. 核桃扁豆泥健脾补肝肾

①配料：核桃仁10克，扁豆150克，黑芝麻10克，白糖100克，猪油50克。

②制作方法：将扁豆剥去皮，取其豆，加清水少许，上笼蒸约2小时，蒸至极烂，取出挤水，捣成泥，用细砂过滤，余渣再捣成泥；将黑芝麻炒香，研末。将锅刷净，置火上烧热，放入猪油再加热，倒入扁豆泥翻炒，至水分将尽，放入白糖炒至不粘锅底，再放猪油、黑芝麻、核桃仁混合炒片刻即成。

③功效：治脾虚久泻、肾虚之须发早白等，是中老年人常用的保健食品。

3. 芝麻丸温补肝痛虚

①配料：核桃仁、黑芝麻、枸杞、五味子、杭菊花各等份，蜂蜜适量。

②制作方法：一起捣烂，研为细末，炼蜜为丸，每丸重15克。每次1丸，每日3次，空腹服。

③功效：滋阴，清热。治疗头晕、眼花、失眠。

养人者天地也。物竞天择，适者生存。天地间生出的黑芝麻，入肝入肾两经，是白领滋补润养肝肾，调和补养五脏的佳品，可帮助白领人群实现健康养生。

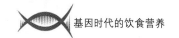

三、从人体肠道结构谈通过饮食预防中风[①]

2019 年《柳叶刀》报道：在 2017 年的统计中，中国因为饮食结构问题造成的心血管疾病死亡率、癌症死亡率都是世界人口前 20 的大国中的第一名。然而，同在东亚的日本却有着最低的饮食结构造成的全因死亡率、心血管疾病死亡率和糖尿病死亡率。

饮食结构造成食源性疾病井喷式发展的主要原因是饮食结构不符合中国人的肠道结构要求。在人体肠道结构对饮食营养吸收的影响、饮食营养抑制中风机制的形成，以及中风后的维护控制管理方面，现代精准医学已经向我们提供了很好的应用技术，值得我们好好学习和把握运用。

（一）通过饮食预防中风，需要了解肠道

肉类食品营养丰富，但是很容易腐烂。因此，老虎、狮子、狼等食肉动物的肠子又直又短，没有褶皱。肉是浓缩性食物，营养充足，不需要很长的肠子去慢慢消化吸收。肠子短又可以把因肉类腐烂产生的毒素尽快排出去。

人如果以肉食为主，过长的肠子就会充分吸收肉食中的营养，使我们人体营养过剩，又不能像肉食动物那样把肉类在肠道内腐烂产生的毒素尽快排出去，这样必然会影响身体的健康。

（二）通过饮食预防中风，需要了解血管

①血管很长。人体血管长度约 96 000 公里，绕地球一圈是 40 000 万公里。也就是说，人体血管可以绕地球约 2 圈半。②血管很多。人体有 1 000 亿条血管。③血管很细。毛细血管连接动、静脉之端，毛细血管由 1~2 个、最粗处亦只有 2~3 个内皮细胞围成，口径只能通过 1~2 个细胞。④血管很累。每 20 秒，血管要将血液在人体循环一圈；每小时，血管要将血液

[①] 本部分来自笔者在"乡村营养讲堂"讲座上的发言：《饮食营养预防中风》。

在人体循环 180 圈。

血管系统是人体最大的系统之一，人体通过密密麻麻的成千上万条血管，对所有的脏器和肢体进行血供，同时进行物质交换。心脏泵出的血液经过大动脉、中动脉、小动脉流到全身的毛细血管，又经过小静脉、中静脉和大静脉再送回至心脏。心脏为了血管的循环要不停地跳动，每天跳动产生的能量足以把一个 9 千克重的物体升高 1 米。

血管是一个时时刻刻都在运行的系统，我们一日三餐食用的物质要适合血管的特性，才不会对血管造成负担，不会加速血管的病理变化进程。

（三）通过饮食预防中风，需要了解细胞

人体所有细胞都是由同一个细胞发育而来的，这个最初的细胞叫受精卵，其直径在 200 微米左右。受精卵慢慢长大，由 1 个变为 2 个，2 个变为 4 个，4 个变为 8 个，就这样成倍地增加，直至组成人的身体。人体的细胞很多。在正常情况下，人体的细胞数量维持在 40 万亿到 60 万亿个之间。细胞微小，其平均直径只有 10~200 微米，人体的毛细血管只有人的头发丝的 1/20 粗细。细胞虽小，但它是人体结构和生理功能的基本单位。

细胞的种类很多。人体的组织结构分为上皮组织、结缔组织、肌肉组织、神经组织等。人体细胞分为生殖细胞、神经细胞、内分泌细胞、内脏细胞以及血细胞等。细胞构成了组织，组织构成了器官，器官构成了系统，系统最后构成了个体。除了成熟的红细胞之外，所有细胞都拥有一个细胞核。

人体细胞结构由三部分组成，分别为细胞膜、细胞质和细胞核。细胞核是细胞的代谢与遗传控制中心，对细胞的生命活动起决定性作用。一个细胞通常只有一个细胞核。细胞核内含有染色体，它是人体遗传的物质基础。把人体的一些特点缩小成脱氧核糖核酸（DNA）分子，一代代地传下去。染色体只有在细胞分裂时才能看到，此时，染色质发生螺旋化，绕成短粗浓缩的染色体。人体有 23 对染色体，其中的 22 对是决定身体各种性状的，叫常染色体，将父母双方的特征遗传下来。剩下的一对染色体决定性别。

人体有 260 多种体细胞。体细胞是人体最小的组织和功能单位，所有

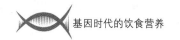

体细胞都由干细胞分解而成。如果组成某个组织或器官的体细胞不健康，身体就不健康，这是因为体细胞活动是人类生命的源泉。

现在我们检查的核酸就是 DNA 和 RNA 的总称，核酸是人体的遗传物质，是调节细胞生命活动，控制分裂、分化、遗传、变异的控制中心。

细胞有更新周期。人体的细胞会在固定的时间进行新陈代谢，就跟我们的手机一样，过一段时间它就会更新一次系统。而人体 90% 的细胞 6 个月左右会更新一次。胃细胞 7 天左右更新一次，皮肤细胞 28 天左右更新一次，肝脏细胞 180 天左右更新一次，红细胞 120 天左右更新一次。人体的骨髓细胞更新一次一般需要 7 年。在一年左右，身体 98% 的细胞都会更新一遍。因此，一日三餐的饮食营养是构建细胞健康的物质基础。

从上述可知，第一，人体来源于细胞，人要健康就要保持细胞健康；第二，细胞很多很小，人的饮食要符合细胞对营养的要求，才能让细胞吸收到所需要的营养物质；第三，细胞的种类很多，人的饮食不能偏食，要多样化，才能让细胞吸收到所需的全面营养；第四，细胞有更新周期，人的饮食要通过一日三餐持续均衡地摄入，才能让细胞的营养需求得到持续的动态的满足，通过保持细胞的健康达到保持人体的健康。

（四）通过饮食预防中风

1. 造成中风的病因

（1）血管壁的病变，常见的如动脉粥样硬化、动脉炎症、先天性血管病以及血管损伤。很多内部因素、外部因素、综合因素均可导致血管壁的损害，从而引起脑卒中的发生。

（2）心脏病以及血动力的改变，比如突然高血压、低血压，或者血压短时间内有较大波动以及心功能障碍等。

（3）血液成分以及血液流改变，比如高黏血症、脱水、红细胞增多症等。

（4）凝血机制异常，比如抗凝剂和避孕药的使用，还有各种血液病均会导致血液成分的改变。

（5）其他原因，如空气、脂肪、癌细胞和寄生虫等，会导致脑栓塞的发生。脑血管受压、外伤、痉挛等均会导致脑卒中的发生。

2. 血管病变的病因

（1）血管壁的病变一般是由动脉粥样硬化逐步演变而成的。

（2）血管病变一般由动脉血管炎症逐渐演变而成。

（3）血管病变也可以由先天血管病，加上后天不利因素逐渐演变而成。

后天的生活方式会影响动脉粥样硬化、动脉血管炎症的逐渐形成、演变和发展，这使得我们在饮食营养上可以干预中风的形成。

3. 造成血管病变的不当饮食——六多六少

（1）多肉少菜。长期大量地摄入高脂肪动物食物，尤其是奶油、动物肝脏、蛋黄等，会导致人体内胆固醇和甘油三酯水平的升高，引起高脂血症和动脉粥样硬化。随着生活水平的提高，人们认为大鱼大肉是享受生活，而蔬菜是不值钱的，对其不屑一顾。其实，大鱼大肉的饮食习惯正是心血管疾病发病率越来越高的原因。

食用的蔬菜水果偏少，会破坏肠道内有益菌的生长环境，影响肠道对营养的吸收功能，造成便秘；还会使身体对有毒成分的吸收增加，导致维生素的缺乏，引发肥胖并影响正常的新陈代谢，从而增加罹患心血管疾病的风险。正确调整饮食结构是防止心血管疾病发生的首要措施。

（2）多酒少茶。饮酒已经成为现代人交际沟通的重要方式，但是，大量饮酒会增加患冠心病的风险。酒精会引起血压升高，抑制脂蛋白脂肪酶的活力，使血液中甘油三酯的水平升高。而茶叶中含有的茶多酚有强烈的抗氧化作用，能促使多余的胆固醇排出，是预防心血管疾病的佳品。

（3）多盐少水。钠盐摄入过多是导致高血压的主要因素。多喝水能够促进机体内毒素的排出，还能促进细胞的新陈代谢，降低血液黏稠度，从而降低患上心血管疾病的风险。

年龄超过60岁以后，人体内储存水以及对水缺乏的感觉和平衡能力都会逐渐退化，因此有意识、有规律的饮水习惯对于预防中风十分重要。

（4）多精少粗。很多人都认为食物越精细越好，其实是错误的，这样很容易造成维生素、纤维素和微量元素的摄入不足，增大患冠心病的风险。膳食纤维能够降低血脂，尤其是蔬菜和薯类，含有丰富的维生素、微量元素和膳食纤维，能够防止胆固醇在血管壁的沉积，预防动脉粥样硬

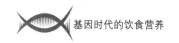

化。多吃新鲜蔬菜、水果和各种粗粮，不仅能预防心血管疾病，还有助于减肥和预防结肠癌。

（5）多肉少粮。很多人认为鱼肉营养丰富，主食的主要营养是糖，而食用过多糖分不利于健康，因此，有人主张少吃或者不吃主食。殊不知，蛋白质和脂肪需要在碳水化合物的燃烧下才能更好地被人体吸收。如果只吃蛋白质和脂肪，不吃主食，也会增加血管的负担。

（6）多食少动。很多人在饮食上很积极、认真，但是，吃完饭后就不动了。不少人饭后就坐着看手机、打扑克或麻将。殊不知，餐后若不动，血管循环性运行的负担更重。

据了解，餐后既不能马上进行剧烈运动，也不能坐着不动。最好是在餐后半个小时左右，适当做些小幅度运动，这样能增加肠胃蠕动，帮助人体内部血液循环和饮食营养的消化吸收。中医"以动助脾"的饭后养生观念，对加强脾胃功能养护有很好的帮助。

人患中风的原因告诉我们，血液、血管从生理变化到病理变化的过程就是中风形成的过程。对健康和亚健康人群以及潜在中风和高风险中风人群来说，了解饮食营养对中风的危害有重要的意义。

4. 造成血管病变的不良生活方式主要有"六个不"

（1）不注意年龄因素。随着年龄的增长，脏器清除胆固醇的能力下降，一些疾病如糖尿病、甲状腺疾病、肾脏疾病等都会导致脂蛋白合成和代谢过程异常，造成血脂升高。因此，随着年龄的增长，人们更需要加强自己的饮食管理。

（2）不注意卫生。尤其是要严防口腔细菌。科学研究发现，口腔细菌会增加动脉硬化的风险，而牙周病患者发生心肌梗死的概率是常人的 2.7 倍。不爱刷牙、刷牙方式不对都会导致食物残渣沉积，产生大量细菌，形成牙菌斑和牙结石，诱发炎症。而细菌产生的毒素可进入血液循环，炎症因子也会破坏血管内膜，损伤血管。老年人龋齿和掉牙的现象较多，应及时就诊。

（3）不注意烟草的危害。烟草中的尼古丁、一氧化碳等有害物质会通过呼吸进入血液，干扰血液中的脂肪代谢，降低血管弹性。被动吸二手烟的危害也是同样的，而且人在家里抽烟，地毯、衣服、沙发等都会残留

"三手烟"，因此为了自己及家人、周边人的健康，最好戒烟。

（4）不注意生活节奏。人们常说"熬夜等于慢性自杀"。长期熬夜会导致人体的内分泌失调，出现激素分泌紊乱，不仅会影响人的精神状态，还会增加人罹患甲状腺疾病、心脑血管疾病的风险。建议在每天23点之前让自己进入睡眠状态，睡前可以泡脚助眠；切勿玩电子产品，因为人造蓝光会刺激视神经，抑制褪黑素的分泌，造成入睡困难。

（5）不注意保持良好的情志。临床医学证明，过激的情绪，会刺激心脏周围的交感神经纤维末梢，释放出的生物活性物质会加速心跳，增强心肌收缩力，收缩血管，增高血压。高压血流会冲击动脉壁引起动脉内膜损伤，造成血脂在动脉的沉积，加大中风的风险。情绪不稳定，容易激动、兴奋、发怒的人，心脑血管疾病的发生风险是普通人的2倍。

临床医学证明，良好的情志、健康的饮食和生活方式，无论是对预防疾病，还是维护健康，都有良好的帮助。

（6）不注意动静结合。久坐不动会导致血液循环减慢，容易增加血栓的发生概率。研究显示，每天固定坐3小时以上人群患下肢静脉血栓的风险增加2倍。不论是乘长途飞机还是久坐办公，都可能成为血栓诱因。另外，久坐不动会使脂肪燃烧减少，胆固醇含量升高，血脂也会增高；还会使钙化物在动脉堆积，引起动脉硬化，增加血栓概率。

因此，"多动"也是预防动脉硬化、血栓的一种方式。平时给自己制定运动目标，尽量坚持每周3次30分钟以上的运动；另外，久坐时适当休息片刻，起身走动、踮脚尖、勾脚、活动踝关节等都是不错的选择。有研究证明，人体保持坐姿超过45分钟，腹部或前列腺就会充血，继而导致炎症因子的产生。

（五）饮食预防中风原理

1. 人体血管发生变化的三个阶段

随着年龄的增长，血管在功能、代谢、结构等方面都会发生变化，表现为弹性变差，质地脆硬，动脉粥样硬化及脂质沉积，具体分为以下三个阶段：

（1）生理变化阶段。随着年龄的增长，血管壁胶原纤维及黏多糖增

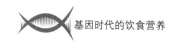

多，弹性纤维减少，出现钙化，导致血管弹性降低、血管硬化且变厚，舒张性也降低，这属于正常的血管老化。

（2）生理向病理变化阶段。血管变形的原因是人体的营养不良，营养不良的人要注意饮食，补充营养，多吃富含蛋白质、维生素的食物，多运动、增强体质，就可以使血管变细的趋势得到很好的控制。

（3）病理变化阶段。该阶段高血脂会危害动脉，造成了动脉粥样硬化。这种病变在动脉壁上出现了脂质沉积及坏死形成的斑块，斑块会继发出血、溃烂，继而使血栓形成并引起动脉壁变硬、增厚、管腔狭窄、供血减少，最后导致脏器缺血，缺氧，引发心绞痛、冠心病等疾病。此类人群要控制好血脂、注意饮食、适当运动、戒烟戒酒，尤其要注意蛋白质和维生素的精准摄入与补充。

2. 针对血管变化三个阶段的预防知识

（1）生理变化阶段。人体血管生理变化一般是从 24 岁开始，女性相对较迟。研究表明，一日三餐精准饮食和良好的生活方式，对延缓血管生理变化、阻止血管从生理向病理发生转变的早期作用尤其重要。三大产能营养素的均衡摄入，维生素与矿物质的适量摄入，是维护血管健康、延缓血管生理变化进程的物质基础。

建议 35 岁以上的人群，要进行年度健康体检，要经常学习人体健康和营养知识，通过管理饮食营养，管理自己和家庭成员的健康；最好能建立家庭成员健康档案，加强自己和家人的健康管理。

建议有条件的人群做"营养吸收代谢能力基因检测"，根据自己的基因型均衡摄入三大产能营养素，合理摄入其他各类营养物质，从而做到精准饮食防控。

（2）生理向病理变化阶段。人体血管从生理向病理变化发展的阶段是通过饮食预防中风的重要阶段。这一阶段，仅仅依靠精准饮食和良好的生活方式阻止血管向病理变化发展是远远不够的，要考虑加强饮食营养的干预措施。

临床医学表明，维生素失衡是导致中风机制形成以及其他疾病发生发展的一个关键因素；维生素营养支持是疾病预防与辅助治疗的有效手段之一。维生素失衡后，人体代谢紊乱、细胞受损的问题实际上就已经出现了。因此，做与饮食有关的维生素生化检测，是维持人体维生素平衡十分关键的措施之一。

建议血管发生病理变化的人群在做营养吸收代谢能力基因检测的基础上，尽可能做全谱维生素基因检测，通过饮食营养调理、纠正维生素的摄入与补充，防止维生素摄入过多或不足，落实预防中风的饮食措施，从饮食营养的源头维护自己的健康。

（3）病理变化阶段。个性化饮食和营养补充是这一阶段的关键措施。血液中的同型半胱氨酸、血氨基酸及酰基肉碱谱、尿甲基丙二酸检测是高同型半胱氨酸血症生化诊断的关键，针对这一问题专家已达成共识。高同型半胱氨酸血症是一类可治疗的代谢病，通过饮食、药物等综合性干预，绝大多数预后较好。研究结果发现[①]，血液中的同型半胱氨酸含量每增加 5 个单位，MTHFR 基因变异的人患心脏病的可能性上升 42%，患中风的可能性上升 65%；MTHFR 基因正常的人患心脏病的可能性上升 32%，患中风的可能性上升 59%；把同型半胱氨酸水平从 16 个单位降到 6 个单位，就可以把患病风险降低 75%。

临床医学表明，同型半胱氨酸是国内外专家普遍公认的心脑血管疾病的风险标志物。通过同型半胱氨酸检测了解身体状况，通过饮食、药物等综合性干预，可降低中风的患病风险。

建议进行家族中风史记录，有高血脂、高血压、高血糖疾病史的人群，尽可能做全谱维生素基因检测和同型半胱氨酸检测，并通过营养干预，维持维生素的适量摄入。

有心脏病，特别是冠心病、心脏肥大、心律失常、心房颤动，心功能不全的人群，脑血流量都不同程度地减少了，这容易形成心脏微血栓脱落，使发生脑血管疾病的危险性增加。俗称"小中风"的一过性脑缺血发作，往往是发生脑血管病的先兆，如反复发作，近期更易发展成"完全性中风"。建议患这些疾病的人群定期到医院进行系统性诊疗，并通过慢病全程营养管理模式实现系统性的营养干预管理，防止中风的发生。

人体血管正常会有生理变化、生理向病理变化、病理变化三个阶段。

---

① 孔娟. 高同型半胱氨酸血症诊疗专家共识 [J]. 肿瘤代谢与营养，2009，7（3）：283-288.

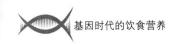

不当饮食以及不良生活习惯会加速血管变化的进程。针对血管变化的三个阶段，可通过饮食提供营养，形成对血管的养护。掌握和运用预防知识，对延缓血管三个阶段的变化进程有着事半功倍的作用。

（六）平衡饮食预防中风

科学饮食是指按照人体正常需要，合理安排各种饮品和食物，具体表现在食物的种类、品质和数量等。饮食既不能出现营养不足，也不能出现营养过剩。

关于科学饮食，2022 年 4 月 26 日，中国营养学会正式发布《中国居民膳食指南》，提出了平衡膳食八准则。

准则一：食物多样，合理搭配。坚持谷类为主的平衡膳食模式，每天的膳食应包括谷薯类、蔬菜水果、畜禽鱼蛋奶和豆类食物。平均每天摄入 12 种以上食物，每周 25 种以上。每天摄入谷类食物 200~300 克，其中包含全谷物和杂豆类 50~150 克；薯类 50~100 克。

准则二：吃动平衡，健康体重。各年龄段人群都应天天进行身体活动，保持健康体重。食不过量，保持能量平衡。坚持日常身体活动，每周至少进行 5 天中等强度的身体活动，累计 150 分钟以上；主动身体活动最好每天步行 6 000 步。鼓励适当进行高强度有氧运动，加强抗阻运动，每周进行 2~3 天。减少久坐时间，每小时起来动一动。

准则三：多吃蔬果、奶类、全谷、大豆。蔬菜水果、全谷物和奶制品是平衡膳食的重要组成部分。餐餐有蔬菜，保证每天摄入不少于 300 克新鲜蔬菜，深色蔬菜应占 1/2。天天吃水果，保证每天摄入 200~350 克的新鲜水果，果汁不能代替鲜果。吃各种各样的奶制品，摄入量相当于每天 300 毫升以上的液态奶。

准则四：鱼、禽、蛋类和瘦肉的摄入要适量，平均每天 120~200 克。每周最好吃鱼肉 300~500 克，蛋类 300~350 克，畜禽肉 300~500 克。少吃深加工肉制品。鸡蛋营养丰富，吃鸡蛋不弃蛋黄。食肉时优先选择鱼，少吃肥肉、烟熏和腌制肉制品。

准则五：少盐少油，控糖限酒。培养清淡的饮食习惯，少吃高盐和油炸食品。成年人每天摄入食盐不超过 5 克，烹调油 25~30 克。控制添加糖的摄入量，每天不超过 50 克，最好控制在 25 克以下。反式脂肪酸每天摄入量不超过 2 克。儿童、青少年、孕妇、乳母以及慢性病患者不应饮酒。成年人如饮酒，一天饮用的酒精量不超过 15 克。

准则六：规律进餐，足量饮水。安排一日三餐定时定量，不漏餐。规律进餐、饮食适度，不暴饮暴食、不偏食挑食、不过度节食。足量饮水，少量多次。在温和气候条件下，有较低身体活动量的成年男性每天喝水 1 700 毫升，成年女性每天喝水 1 500 毫升。推荐喝白开水或茶，少喝或不喝含糖饮料，不用饮料代替白开水。

准则七：会烹会选，会看标签。在生命的各个阶段都应做好健康膳食规划。认识食物，选择新鲜的、营养素含量较高的食物。学会阅读食品标签，合理选择预包装食品。学习烹饪、传承传统饮食做法，享受食物的天然美味。在外就餐，不忘营养摄入的适量与平衡。

准则八：公筷分餐，杜绝浪费。选择新鲜卫生的食物，不食用野生动物。食物制备生熟分开，熟食二次加热要热透。讲究卫生，从分餐和公筷做起。珍惜食物，按需备餐，提倡分餐不浪费。做可持续食物系统发展的践行者。

通过饮食营养预防中风，老年人容易出现冠状动脉粥样硬化性心脏病、脑出血、脑血栓等疾病，要戒烟限酒，适当坚持有氧运动，避免高脂、高糖的饮食，多吃蔬菜和水果，保持良好、乐观的心态。

具有软化血管作用的食物主要是富含纤维素和维生素 C 的食物，比如芹菜、韭菜、菠菜、苹果、梨、香蕉、猕猴桃、葡萄、草莓等。另外，多吃新鲜的蔬菜和水果，比如芹菜、西红柿、苹果等，也能够促进血液循环。

（七）通过饮食预防中风，需要了解营养知识

人体健康的本质和源头就是细胞健康，也就是营养健康。细胞是由营养物质组成的，人一生中要吃掉约 60 吨的食物，食物里的营养素就是滋养细胞的来源。日常饮食应含有营养物质，营养学将其分为七大营养素，分别是碳水化合物（糖类）、蛋白质、脂类、矿物质、纤维素、维生素和水。

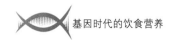

1. 碳水化合物

碳水化合物，又被称为糖类，它能为人体提供能量，也是自然界存在最多，具有广谱化学结构和生物功能的有机化合物。碳水化合物是生命细胞结构的主要成分及主要功能物质，有调节细胞活动的重要功能，参与细胞的组成和多种活动。人体一旦缺乏碳水化合物，会出现全身无力疲乏，血糖含量降低，产生头晕心悸、脑功能障碍等症状；一旦过量，则会转化成脂肪，储存于体内，导致肥胖，甚至引发高血压、糖尿病等各种疾病。

2. 蛋白质

蛋白质的种类繁多，保守估计，人体中的蛋白质种类超过十万种，不同蛋白质功能各异，其中最主要的功能是维持人体组织更新、生长和修复。人体中的血液、肌肉、神经、皮肤、毛发等都是由蛋白质构成的。机体的生长、组织的修复、各种酶和激素对体内生化反应的调节、抵制疾病的抗体的组成、渗透压的维持、遗传信息的传递等无一不是蛋白质在起作用。

3. 脂类

脂肪是机体储能和供能的重要物质，有保护内脏和保温的功能。体内的一部分脂肪分布在内脏周围，能够缓冲撞击，减少脏器间的摩擦，很好地起到固定和保护内脏的作用。脂类是构成人体细胞和组织的重要成分。人体的脑神经、肾脏、血浆等组织器官中含有大量的脂类，构成生物膜也必须有磷脂、糖脂、胆固醇等脂类的参与。此外，部分维生素的吸收也要依靠脂类才能完成。脂类可以转变为多种重要代谢产物。脂类的分解代谢可以为机体提供生命活动必需的脂肪酸；胆固醇可以转化为胆汁酸、维生素 D 和类固醇激素等活性物质。

4. 矿物质

矿物质是体内无机物的总称，它和维生素一样是人体必需的元素，主要包括常量元素和微量元素，也是人体代谢中的必要物质。虽然矿物质在人体内的总量不及体重的 5%，也不能提供能量，但是矿物质是构成机体组织的重要原料，如钙、镁、磷是构成骨骼、牙齿的主要原料。

矿物质也是维持机体酸碱平衡和正常渗透压的必要条件，人体内有些特殊的生理物质，如血液中的血红蛋白、甲状腺素等都需要铁的参与才能合成。矿物质无法自身产生和合成，需要合理膳食，及时补充。

5. 纤维素

纤维素是一种重要的膳食纤维，是自然界分布最广、含量最多的一种多糖，占植物界碳含量的 50% 以上，一般可以从天然食物如魔芋、燕麦、荞麦、苹果、仙人掌、胡萝卜等食物中摄取。纤维素的主要功能包括治疗糖尿病，预防和治疗冠心病、肥胖症、便秘、高血压、癌症等。纤维素是真正的营养小能手。

6. 维生素

维生素是人体的必需元素，是人和动物维持正常生理功能所必需的一类微量有机物质。如果说人体是一座极为复杂的化工厂，不断地进行各种生化反应，那么酶就是化学反应的催化剂，维生素就是酶参与催化的辅助因子。

7. 水

水是生物体最重要的组成部分，人体中的水分大约占到体重的 72%。它参与生命的活动，可以排除体内的有害毒素、帮助新陈代谢、维持有氧呼吸等，它的作用与功能独一无二。人体所有的代谢反应都发生在水介质中，每天大概需要 2 500 毫升的水，才能满足人体因皮肤蒸发，呼吸、粪便、排尿等生理活动而损失的水分。

我们从上述介绍可以看出，中风的内因是血管病变，外因是饮食不合理。因此，饮食营养与中风具有很大的相关性。一日三餐三大营养素的平衡，三大营养素与维生素、矿物质之间的平衡摄入，都是非常重要的饮食影响因素。

常人总千方百计地解决问题，智者总想方设法地阻止问题发生。饮食营养对中风的发生有阻止控制作用，因此我们应好好学习把握饮食营养知识。自己是健康的第一责任人，这一概念已经成为疫后全民的共识。因此，学习饮食营养知识，阻止中风机制的形成，是我们自己的责任。

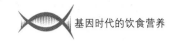

四、五次结缘于食

2023 年 1 月 17 日，中国营养学会针对"新冠肺炎疫情期间营养对免疫和治疗的支持"这一主题，联合北美华人营养学会举办了"食养是良医"的系列专题会议。会议由中国营养学会理事长杨月欣主持，来自美国加利福尼亚大学的李兆萍、美国田纳西大学的陈国勋、新加坡邱德拔医院营养科的 Annie Pek Yee、日本女子营养大学的香川靖雄和蒲池桂子 5 位营养专家，围绕"让食物成为你的药物""食养是良医"等主题进行探讨。

三年疫情与其说是在挑战人类医药，还不如说是在挑战人类食养。因为食养是良医，食养有利于人体活性物质、细胞、器官所组成的免疫体系的构建。

这个会议的召开，让笔者进一步坚定了对食养的信心，也让笔者想起有生以来五次与食养相遇的历程。

第一次相遇——农民。笔者出生在茂名市电白区羊角镇大同下村一个偏僻的农家，孩提时就在地里与农民一起种植各式各样的农作物，与各式各样的农作物一起自然成长。在农家成长的经历，让我目睹了农作物在土里吸收养分、在阳光下拔节成长的过程。作物与食物、食物与三餐、三餐与生命的自然连接，是作为农民的我生物情怀的起点，也为我对食物天性养人的认知打下了基础。幼时食养的心灵初识，让我至今仍感悟良多。

第二次相遇——配餐。1998 年，时任中国海油南海西部石油公司党委书记兼总经理的张云中，安排笔者任中国海油南海西部海洋配餐公司的负责人，从那时开始，笔者便与配餐结下了不解之缘。

投身配餐产业，笔者最想感谢的是前人的奉献，尤其是已故前辈何彦云等人，是他们亲自引进外资，组建了与英国合资的康巴斯公司，与意大利合资的莱加宝公司，与香港合资的东海配餐公司，与湛江市外供集团合资的南油外供 4 家中外合资配餐公司，率先将西方配餐服务技术和理念引入中国，形成了同时向南海西部和东部，以及东海海域油田提供服务的配餐格局，建立了当时国内最大、最专业的配餐集团，为迅猛发展的海洋石油自营与合作油田提供了优质的配餐和生活后勤保障，有效地促进了海洋石油的发展。

在提高配餐服务品质方面，最想感谢的是合作与竞争并存的竞友。他们是南联食品原总经理尉总、现任总经理胡总、英国康巴斯配餐集团运营经理 Prasanta Das，以及意大利莱加宝配餐集团 CSS 外方经理 Dorian Bacic。通过合作与竞争，我们之间建立了既竞争又合作的关系。同时要感谢的是同道益友，如香港新光饮食集团胡珠先生、中国饭店管理协会陈晓栋先生等，他们对餐饮出品和健康精益求精的态度一直影响着我。

笔者在配餐领域的成长还要感谢教研组织与良师益友的支持。其中包括：由谭小敏、杨亚强主持的湛江商校，为笔者工作的海洋配餐提供了大量名厨良师。曾任惠州南海大石化配餐项目营养顾问沈启平、餐饮主管刘锋、西餐主管庄建江。深圳中海凯骊酒店中西餐行政总厨张亚太，陈皮黄金鸽创始人黄河（曾在笔者兼任总经理的深圳中国海油俊园酒店担任行政总厨）。

在配餐技术的提高方面，最应该感谢的是客户的高要求。最让人难忘的是 1996 年，我们投标海上第一座气田，也是制作第一份向香港供气的莺歌气田配餐标书，客户要求提供一份营养作业指导书作为附件。当时，只管吃饱的我们面对制订营养配餐方案束手无策，只得交由合作的英方公司完成。

公司在营养配餐技术方面的短板一直压在笔者心里，也让笔者从此爱上了营养学。为了提升营养配餐技术，笔者邀请时任湛江师范学院营养与烹饪系主任沈启平老师、广东医科大学附属第一医院营养室主任杨观德和湛江中心人民医院营养室主任吴梦强一起进行过一次系统的食谱营养分析。这次分析，让笔者看到了自己的差距和责任。10 多年中外配餐作业技术的实践，让笔者儿时形成的食养认知得到了升华，也成为笔者对食养继续求索的职业自觉。

第三次相遇——营养。2006 年起，笔者师从北京大学深圳医院营养科主治医师、深圳市营养学会原会长孙晶丹老师，学习营养配餐理论与实操，这让笔者找到了填补配餐技术短板的机会。孙老师丰富的医学临床营养知识让笔者受益匪浅。服务靠诚信，诚信必须要有一流的技术。学习营

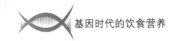

养知识，让笔者从食物营养素与人体健康的关系中提升了履行配餐职责的信心。

第四次相遇——药膳。2007年起，笔者有幸师从世界中医药学会联合会药膳食疗研究专业委员会会长、国家药用植物功能开发工程研究中心副主任谭兴贵老师学习中医药膳。中医药膳讲求君臣佐使配伍，讲求药性与食物本性的融合。在谭老师将浩如烟海的药膳知识如数家珍般深入浅出地传授给笔者的过程中，笔者感受到了"天人合一"养生祖训的博大精深。这些年来，笔者先后参与了黑茶、黑芝麻、黑大蒜、韩国泡菜等食养专题的学习与实践，对食物营养、药膳的养生特性进行了系统性的学习。笔者对食养模式思考的论文《营养药膳量性兼修是二十一世纪膳食养生的新模式》曾分别在上海、深圳两届学术交流会上获得好评。

第五次相遇——基因。2015年受广州市精科科技有限公司董事长李胜的邀请，笔者担任了湛江分公司的负责人和广州市精科科技有限公司生命科学研究院的营养顾问，有幸进入基因领域学习。遗传信息、基因表达与饮食的精准性，展现了基因在饮食营养预防慢性疾病方面广阔的应用空间，让笔者长期以来对食养形成的认知提升到了一个全新的层面。

这五次与食养的相遇，让笔者认识到食养就是在配餐烹饪过程中保持食物的天性；在药膳制备过程中，让食物本性与药性得以融合，并能与人体基因多态性、体质类型以及饮食的四时之法相应。认识到人源于自然，由天地生命元素构成。食物以天地生命元素合成各种物质，通过消化吸收转化为各类生命原料，通过血液循环输送和分配生命原料，合成生命物质，构成细胞和人体。地以五味，天以六气，养人五脏六腑，靠的就是食物在自然生长中所形成的天性。食物的天性就是食物的本性。了解到食物养生源于自然，古已有之。东方《黄帝内经》提出的"药食同源"源于先秦时期；西方医学之父希波克拉底提出的"你的食物就是你的医药"源于古希腊时期；食养主张源远流长。但是，有段时间不少人把身体健康的注意力过分集中在医药上，实际上更应该集中在食物上，因为食物是药物，食医是良医。食医构建的不仅是食源性的健康，更是育源性和长效的健康。

这五次与食养的相遇，促成笔者对食养二十五年的探求，以及多元的认知。2023 年 8 月 14 日，笔者被深圳市营养师协会第三届理事会聘为副会长。这一聘任又将成为笔者继续加强食养学习的动力。

让人欣慰的是，食医这一古老的主张，已被二十一世纪生命科学基因所证实，可以从基因里找到答案。人们可以为履行"自己是健康的第一责任人"进行选择、运用。

从当前人们对食养知识的探求热情中可以看出，人们纷纷移医于食，纷纷用食养构建自身的免疫体系。中国营养学会与北美华人营养学会联合召开以"食养就是良医"为主题的系列会议，看似偶然，实则是必然。这是人类健康科学离开人本过分寄托于医药之后，对"食医是良医"千年古训的重新回顾，也是对食养理性的、自觉的回归。

附录

营养行家赠言

Landing in China-Year 1994, being an offshore catering operations manager, I was deployed by my company (Compass Group-Eurest Support Services) to travel to China during the oil boom. Offshore catering business was picking up and here we were establishing a joint venture with the strongest local partners in Zhangjiang, CNOOC Nanhai West with operating base in Shenzhen, Shekou.

This is where I met Mr. Lai who was one of the Board members of the JV. Time went by and so did our cooperation and relationship both from the professional front as well as personal. Unfortunately our company was parting ways exiting the offshore business in China, while I was looking to stay-on further; I was offered to work with CNOOC Bohai Catering company under the leadership of Mr. Li to expand the groups catering business in Shenzhen and overseas.

We worked on offshore and onshore expansion tenders and opened our groups office in Shenzhen, where we had Mr. Lai as our general manager. We further expanded our operations with contract wins in Shenzhen, Huizhou, Daya Bay, Indonesia, Myanmar and also foreign offshore contracts in Bohai sea and few remote mining camps.

During this phase under the leadership of Mr. Lai in Shenzhen, we built so much of trust that he keeping an open mindset, thinking out-of-the-box and delegating work, which lead to the expansion of the business at home and abroad. Mr. Lai is passionate about food and analyzing nutritional value of the food.

I notice Mr. Lai though we are miles apart, that he is dedicated to developing new methods of catering and adding nutritional value to people's wellbeing and health. We are still in touch and I wish Mr. Lai every success and the very best during the year of the "Rabbit"

Sincerely

Prasanta Das

Present Day：January 25，2024

在石油开采发展的繁荣期间，我于 1994 年被我的公司（Compass Group-Eurest Support Services）派往中国担任海上平台配餐的运营经理。海上平台配餐工作正在发展和壮大，我们与当地的配餐企业——中国海洋石油西部公司合作，一起建立合资企业，我们的运营基地设在深圳蛇口。

在那里，我遇到了赖汝和先生，他是合资企业的董事会成员之一。时光飞逝，随着我和赖先生在配餐业务中的紧密合作，我们的友谊也在不断地发展和沉淀。合资公司决定退出中国海上平台配餐市场后，因我想留下来继续发展，我有幸被中国海洋石油渤海配餐公司聘用，承担扩大深圳和海外的海上平台配餐业务的职责。

公司在深圳设立了集团分公司，由赖先生担任总经理，主要负责海外配餐项目的招投标。我和赖先生进一步扩大了公司的业务，在中国深圳、惠州与大亚湾、印度尼西亚、缅甸以及其他国家和地区先后中标，成功签订多份合同，并把业务扩展至一些偏远的石油采矿营地。

在赖先生领导工作的这段时间，我们之间因紧密合作而互相信任。他总是可以保持着开放的心态，跳出固化的思维框架进行深度思考并分配工作，这促使公司的国内外业务蓬勃发展。此外，赖先生对于食物以及分析食物的营养价值有着极高的热情及求知欲，并将其用于公司业务的发展。

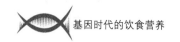

因工作发展的原因，我们分开了，但仍保持着联系。近些年，赖先生仍然对开发新的食品技术配餐方法充满热情，并致力于为我们的生活和个人健康增添营养价值。

最后，衷心祝愿赖先生在兔年一切顺利。

Prasanta Das

2024 年 1 月 25 日

配餐行家赠言

亦师亦友，往事记忆犹新。赖汝和是我的良师益友。在配餐行业，赖总是一位非常有经验且睿智的前辈。1999 年，我担任英国康巴斯集团中国深圳公司的项目经理，康巴斯集团是世界 500 强企业，是全球最大的在伦敦证券交易市场上市的专业配餐服务公司，也是中国最早引进的国际配餐服务公司，为国内的团餐行业带来了先进的管理经验、技术和服务理念。记得当时赖总在中海油南海西部石油振海实业公司任职。为了共同的目标，我所在的康巴斯集团与振海实业公司合作成立了第一家中外合资配餐服务公司。我们日日夜夜携手奋战，成功为中国第一座海上气田即涯城13-1 气田提供了优质的海上配餐及生活保障服务。2006 年，赖总主政中海油南海东部配餐公司时，我们再度合作，并以高分中标中海油与英国壳牌合资的南海石化配餐服务项目。往事历历在目，不知不觉，我同赖总已相识二十几年。2007 年，我调任深圳南联股份有限公司工作。多年来，我们一直保持着紧密的联系，回忆一幕幕场景，一件件往事，都已凝成一份无比深厚的师生情、朋友情，让我久久不能平静。

贤师良友在其侧，诗书礼乐陈于前。前几天，赖总打来电话，告诉我他撰写了《基因时代的饮食营养》，邀请我为该书写点什么，本人倍感荣幸，这再次勾起了我的记忆，牵动着我的思绪，为此，我欣然受命。

这是一本关于饮食的书，也是一本精彩的书。

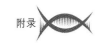

其他书运用了许多辞藻，描写了许多情节。这本书更像是异彩纷呈的"文化盛宴"，呈现了五味五色、四方四时、中外融合、食医结合的精彩作品。

书里蕴藏着基因检测、精准营养、吃出健康的密码、白领人群养生佳品、黑茶、黑大蒜、泡菜、胸腺嘧啶二聚体、解旋酶、癌症三级预防……

在书中，各种元素作为主料、辅料，互相浸润、众味调和，并被赖总从独特的角度进行剖析，这个角度就是"基因时代的饮食管理"。

赖总的角度是历史的视角，也是新时代的视角。记得一位作家提问："生活是为了吃饭，还是吃饭是为了生活？"我也时常思考这个问题。在中国人的生存过程中，从盘古开天辟地的茹毛饮血，钻木取火的石烹时代，黄帝时期的蒸谷为饮，汉代中外饮食的大融合，再到明清引入了满蒙的饮食特点和结构，无不体现了中国人注重饮食并同自然节律的协调同步。"一日三餐"不仅是疗饥维生的生理需要，更是和自然呼应的生命运动。中国人如此，其他民族也如此。善待自然，必将构建生存、环境、健康三者协调统一的关系，人类才能更好地生存、更好地生活，这也是赖总作为前辈授予我的人生哲学。

恰逢基因时代，赖总的著作即将问世，我预祝其顺利出版。生活不只有柴米油盐，还有苦辣酸甜，希望各位读者细细品味这部经典之作，追求你的人生境界吧！

胡　刚

深圳南联股份有限公司总经理

2024 年 3 月

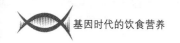

学友赠言——送你一把吃出健康的"金钥匙"

我拿到暨南大学新闻与传播学院（原文学院新闻系）同学、中国海油南海东部配餐公司原总经理赖汝和的书稿时，当年教授"大学语文"课程的老师说过的一句话突然在脑中冒了出来：大学期间的每一位授课老师，都是学业路上给你送门牌钥匙的人，他把门牌钥匙给了你，你是否进得了门并有所成就的关键在于你自己。是啊，从事的工作岗位与大学期间所学专业一致的人又有多少呢！但是，无论是终其一生从事大学所学专业，还是走上工作岗位后又改行了，只要有所成就，就是手持钥匙开启事业大门的人。

赖汝和从暨南大学毕业后，从事新闻工作没多久就走上了领导岗位，担任一家大型央企基层单位负责人。他在岗位上结合工作实践，潜心钻研，成了饮食营养领域的专家。本书堪称他送给广大读者的一把有关健康饮食的"金钥匙"。

一

手持这把"金钥匙"打开大门，你会走进现代生物医学研究开启的一片饮食健康的新天地。这片新天地就是与曼哈顿原子弹计划和阿波罗计划并列，被誉为生命科学的"登月计划"的"人类基因组计划"，以及由此衍生而来的饮食营养学。

早在 1985 年，人类基因组计划由美国科学家率先提出。1990 年，该计划由美国、英国、法国、德国、日本和中国科学家（承担了整个人类基因组约 1% 的工作任务）共同研究的项目正式启动，旨在揭开组成人体 2.5 万个基因的 30 亿个碱基对的秘密。我们从 2003 年公布的人类基因组序列草图可以看到，人的遗传基因（DNA）被逐步破译，其中最为主要的是对食源性疾病的注解。这标志着人类医学进入了一个崭新的精准医疗时代。这本书就是赖汝和对饮食营养的认知的展现和其潜心研究的成果。

手持这把"金钥匙"打开大门，你便走进了健康饮食的新领域。作者将引领你从一日三餐饮食的源头开始了解、学习，内容包括影响营养吸收代谢的遗传信息与基因表达、遗传基因与健康饮食的关系，饮食如何符合人体遗传的特性，以及应该吃哪些食品，才符合细胞营养需求等问题，进而帮你打开认知饮食营养的基因大门，助你吃出健康，吃出快乐，吃成人生的饮食赢家。

这是一把值得拥有的"金钥匙"。

二

为文与为人，是文化人人生的两翼。作家赖汝和，不论是在求学阶段还是在工作中，都有着强烈的求知欲。在暨南大学读书期间，他是个文学爱好者，创作了大量的诗作。他在暨南大学团委主办的《金银梭》杂志上发表的歌颂青春的诗，在大学师生中产生了较大的反响。近年来，他一直坚持文学创作，时有作品在媒体上发表。仅以母亲为题材的散文，他在"新时代湾区文学"微信公众号就连续发表了多篇，《母亲的望眼》和《父亲的肩膀》读来就很让人感动。他被广东省散文诗学会吸收成为会员。

1986年，赖汝和从暨南大学毕业。从入读暨南大学新闻系到今天，不论在什么岗位，赖汝和都保持着学者的风范、求知的欲望、钻研的韧劲，从没有停止对工作业务知识的追求。回望大学毕业三十多年来的生命旅程，每跨过十年光阴，他都会向社会亮出一份耀眼的答卷：

大学毕业后的第十个年头。1996年，他担任南海西部油田配餐公司总经理，带领他的公司参与海上第一座气田，也是第一座向香港供气的莺歌气田配餐的投标时，客户要求其提供一份"营养配餐作业指导书"作为附件。客户对"营养配餐作业指导书"的要求，让他看到了所在公司的技术短板。从此，他在营养学领域踏上了新的征程。

大学毕业后的第二十个年头。2006年，他负责筹建南海东部油田配餐公司，开始向北京大学深圳医院营养室主任、深圳市营养学会原会长孙晶丹老师学习营养配餐理论与实操技术。找到了填补配餐技术短板机会的他如饥似渴地扎了进去，一直以探究式的状态学习与实践。2007年他又师从

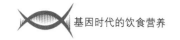

世界中医药学会联合会药膳食疗研究专业委员会会长谭兴贵老师，学习中医药膳。

大学毕业后的第三十个年头。2016 年，他在广州生命科学研究院从事基因检测临床服务的工作，其作为独立作者完成工作论文《从基因组学的角度探讨精准饮食预防重大遗传疾病的机理》[1]，在世界中医药学会联合会药膳食疗研究专业委员会深圳学术年会上被评为二等奖。

三十多年来，他将儿时在农村养成的生物养生习惯，以及在配餐营养、中医药膳、基因检测三个领域的学习实践，和自然与作物、作物与食物、食物与三餐、三餐与健康等方面进行了结合，形成了他特有的"健康饮食"的职业信仰和对健康饮食的独到诠释。这本《基因时代的饮食营养》表现出他对工作与学术的倾情投入，也表现出他对健康饮食的理解。

这是一把值得收藏的"金钥匙"。

三

本书分为五章，主要诠释五个要义：

第一章：基因与饮食。开篇从营养基因组学角度把握饮食营养均衡对人体健康的重要性谈起，分析基因检测与营养的关系，勾画营养药膳量性兼修的膳食模式，为读者解读吃出健康的密码。

第二章：发酵与食养。作者认为，中医养生讲究黑茶三必饮，即要把握住养生与喝茶的三个黄金时间，第一个时间是卯时，即每天早晨 5~7 点，要空腹喝茶，排出身体的毒素。第二个时间是申时，即每天下午 3~5 点，要喝茶，畅通身体的排水道，清除毒素。第三个时间是每顿饭后，要喝茶，最好是喝黑茶。黑茶有"饭后饮之可解肥浓、解油腻、解荤腥"之说。作者从细胞营养学、发酵工艺说明黑茶的食养特点与养生原理，重点介绍了湖南安化黑茶的功效。

第三章：肠道与饮食。从人生的健康起点——新生儿肠道菌群入手，讲解了人进行肠道养护的重要性。作者认为，人出生后的肠道是人体的开

---

① 本文收录在《2019 年中国·深圳首届世界食疗与营养大会论文集》。

放系统，有益菌与有害菌谁先经过肠道黏结在肠壁上，谁就会先入为主，主导人的肠道吸收系统。因此，重视肠道健康尤为必要。

第四章：防癌与饮食。作者认为，饮食营养与癌症形成存在着相互制约或相互促进的作用。作者针对癌细胞形成前、癌病因形成前、癌症临床前的饮食营养作用特点，从饮食营养与防控的关系出发，介绍了许许多多营养基因组学的技术知识。

第五章：饮食与养生，作者对黑芝麻是白领人群的养生佳品这一话题作了介绍。白领精英容易患肝肾亏虚症，作者称黑芝麻非常适合肝肾亏虚症的患者。黑芝麻食用起来方便，食疗效果好。

最难能可贵，同时也最让人称道的是，赖汝和在退休后仍然坚持在最前沿的基因测序领域学习工作，不断向社会奉献自己的力量。这些年来，他先后进行了黑茶、黑芝麻、黑大蒜、韩国泡菜等食养专题学习实践，对食物、营养、药膳的养生特性都进行了系统性的学习。撰写的论文《营养药膳 量性兼修——试论现代膳食养生的新模式》，是他对膳食模式的思考，分别在上海、深圳两届"世界中医药学会联合会药膳食疗研究专业委员会"学术年会上获得好评。

食养，简而言之，就是营养的量因循药膳的性，和五脏之气、六腑之质，合四时之需，这也正是基因时代饮食营养的内涵。他关于基因表达与饮食的精准性表达，展现了基因在饮食营养预防慢性疾病方面的广阔应用空间，为人们在饮食与健康、健康与长寿领域的探究开辟了一片新天地。

这是一把传世的"金钥匙"。

祝愿看到这本书的读者，珍视手中这把"金钥匙"，用好这把"金钥匙"，手持这把"金钥匙"开启人生健康长寿的大门，健康快乐过一生。

读者朋友，手持这把"金钥匙"，你会发现求知与实践的快乐，你会感知生活与健康的美好。

王景喜
广东省纪委监委宣传部原副部长、二级巡视员
2024 年春

参考文献

［1］尹烨. 生命密码：你的第一本基因科普书［M］. 北京：中信出版社，2018.

［2］尹烨. 生命密码：人人都关心的基因科普［M］. 北京：中信出版社，2020.

［3］尹烨. 生命密码：瘟疫传［M］. 北京：中信出版社，2022.

［4］仇子龙. 基因启示录［M］. 杭州：浙江人民出版社，2020.

［5］凯瑟琳·沙纳汉，卢克·沙纳汉. 深度营养［M］. 马冬梅，王芳，译. 北京：中信出版社，2018.

［6］阿姆斯特朗. 抑癌基因［M］. 向梦龙，杨恒，译. 重庆：重庆出版社，2016.

［7］卡尔伯格，美恩. 基因调控机制［M］. 秦玉琪，钟耀华，译. 北京：化学工业出版社，2016.

［8］姜宁. 基因营养［M］. 北京：中国医药科学技术出版社，2013.

［9］何裕民. 癌症只是慢性病［M］. 上海：上海科学技术出版社，2009.

［10］李松钦. 癌症患者吃什么：十大癌症营养处方［M］. 上海：上海交通大学出版社，2017.

［11］白小良. 你吃进去的是营养还是负担［M］. 南昌：江西科学技术出版社，2019.

［12］莫勒姆. 基因革命：跑步、牛奶、童年经历如何改变我们的基因［M］. 杨涛，吴荆卉，译. 北京：机械工业出版社，2015.

［13］于文强. 超越双螺旋：神奇的表观遗传密码［M］. 北京：科学出版社，2019.

［14］保罗·舒梅克，乔伊丝·舒梅克. 探索生命的奥秘：轻松活过

100 岁［M］. 杨利民，章琢之，译. 上海：上海教育出版社，2013.

［14］田原，赵中月. 人体阳气与疾病［M］. 北京：中国医药科学技术出版社，2020.

［16］吴洪. 生命的每一天［M］. 天津：天津科学技术出版社，2017.

［17］奥斯基，帕奎特. 营养的奥秘［M］. 王龙，译. 北京：九州出版社，2008.

［18］陈华新，孙景泰. 免疫力与健康［M］. 北京：金盾出版社，2015.

［19］刘昉. 幼幼新书［M］. 白极，校注. 北京：中国医药科技出版社，2011.

［20］姜宁. 基因营养：生物医学健康新理念［M］. 北京：中国医药科学出版社，2013.

［21］纳卜汉. 写在基因里的食谱：关于饮食、基因与文化的思考［M］. 秋凉，译. 上海：上海科学技术出版社，2015.

［22］庞保珍. 生活起居中的健康科学［M］. 北京：人民卫生出版社，2015.

［23］朱世杰，李佩文. 防癌有道［M］. 北京：中国医药科技出版社，2017.

后　记

一

食物以天地生物元素汇聚成各种营养物质，通过人体的消化吸收转化为各类生命物质（营养素）；通过血液循环输送和分配生命原料，转化成生命物质，构成细胞和人体。人体经过几百万年的优胜劣汰，形成了人体生命元素（基因）适应的食物生命原料（营养）相融合的体系。这一体系就是人体健康长寿（天地人和）的体系。人体生命元素（基因）与天地食物原料（营养）精准动态的平衡是人体健康的保障。

食养的神奇在于人体能把天地生命元素融合促成。把食物中的蛋白质转化为身体结构上的蛋白质要依靠人体自身拥有的上万种酶，以及人体精微神妙的消化代谢系统。人体结构构成的最小单位细胞由精微的蛋白质组成，而蛋白质则由更精微的核糖体所组成。人体不仅可以从饮食中摄入营养，还可以通过代谢产生营养。正如华大基因董事长汪建在其所主编的《老汪的小米餐桌》中写道："一般粮食中不含有胡萝卜素，而每100克的小米中胡萝卜素含量高达0.15mg。胡萝卜素被人体消化器官摄入后，可以转化成维生素A。"人体之精微神妙让人不得不对大自然的神奇而惊叹，使人不得不精准地、均衡地摄入各种营养物质。

食养的神奇更在于人体能够通过天地生命元素的活性物质激发人体生命的活力。生命的神奇体现在人体与食物自然融合后而产生的物质张力。食养正是依靠食物与人体自然融合后产生的这种张力和活性物质，构建人体健康的营养物质基础。

原来我一直以为只有食养才能让营养的量因循药膳的性和五脏之气、六腑之质，遵四时之法，养成动态的健康体质。现在，基因组学为传统的食养提供了细胞和基因层面的个性化的技术支持。因此，基因时代的食养是精准的食养，是为传统食养赋予新活力的食养。2023 年初，我有幸读到了广东医科大学儿童罕见病专家逯军教授翻译的《线粒体与医学未来：认识疾病、慢性病、衰老和生命本身的关键》，通过这本书，我了解到精准营养不仅结合基因、结合细胞，将来或许会结合线粒体方面的研究，这让我更加坚定了对基因时代食养的信心。

面对一浪高于一浪的食养热潮，让我有所收获的是在配餐工作中爱上了营养学，继而爱上了中医药膳和生命科学基因，我儿时形成的生物养生认知，加上西方营养学、中医药膳学以及基因组学，让我对食养拥有既传统又现代的多维度的综合认知。

2020 年，我有幸受邀到华大基因访问学习，在华大营养掌门人张海峰老师的介绍下，走进华大基因博物馆。华大基因惊人的科学研究历程，让我真切地感觉到基因时代的到来将会为神奇食养提供越来越多的技术支持。

二

2022 年 9 月 8 日，中国工程院院士钟南山在“粤港澳大湾区全民爱康复科普公益行”启动仪式上呼吁：“中国的医疗卫生战略，要从以治疗为中心，转变为以健康为中心，要坚持以预防为主，要调整优化健康服务体系，要提升民众的健康管理意识，让主动健康走进千家万户。让主动康复理念，引领全健康的生活方式。”

在全民健康、寓医于食大背景的推动下，笔者把自己对饮食营养的学习实践总结成本书，抛砖引玉，与大家学习交流。毋庸讳言，也许许多人觉得基因这一生命科学的新知识离自己很遥远。正如果壳网创始人姬十三在仇子龙所著的《基因启示录》的推荐语中写道：“基因科学是人类科学的最前沿。无论你学文还是学理，从商还是从政，了解基因都是时代青年的必修学问。”

为了写好本书的每一个章节，笔者参考阅读了许多专家学者的论著，求证每一个学术理论的正确性，因此字里行间有许多引用的资料数据，在

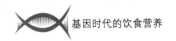

此表示衷心的感谢。

本书在编写过程中，尽管多次修改，仍然难免存在错误之处，希望得到专家学者的批评指正。

拥有浓厚食养情怀的笔者，越学习越觉得自身认知浅薄，笔者将继续在精准食养的路上求索。

是以为后记。

赖汝和

2024 年 2 月 17 日